BARBARA EHRENREICH

NATURAL CAUSES

AN EPIDEMIC OF WELLNESS, THE CERTAINTY OF DYING,
AND KILLING OURSELVES TO LIVE LONGER

老可以到死

對生命，你是要順其自然，還是控制到死？

對生命，你是要順其自然，還是控制到死？

芭芭拉‧艾倫瑞克 —著

葉品岑 —譯

目次

導讀

老到可以死了，是一項成就，還有任性而為的神清氣爽

許菁芳

芭芭拉．艾倫瑞克是著作等身的作家。從一九六九年開始出版，她的寫作主題廣泛，探討階級、社會運動、福利政策、婦女與性別，還有人類的精神歷史。她最廣為人知的作品，應該是於二〇〇一年發表，並於二〇〇七年在台出版的《我在底層的生活：當專欄作家化身為女服務生》。當時，艾倫瑞克已年過五十，她投入一項關於貧窮的寫作計畫，到美國多處應徵服務生、房務員、清潔工，體驗最低工資的生活。艾倫瑞克不只擅長這類的調查性報導（investigative journalism），她也擅於處理大量龐雜的知識性資訊，能夠扣緊主題，深入淺出地為讀者提供多角度的分析、長時間的議題變化。

艾倫瑞克於二〇一八年出版的新書《老到可以死》，探索邁向死亡的過程。一如往常，她給了我們一份厚實的批判性分析。醫療可能是儀式，我們

習以為常的科學觀也有階級、權力的前提假設。我們以為心智是自由的，身體有順應自然的本能；但事實上，科技與市場左右了我們的身體與心智的關係，身體其實有不可控制的內在衝突，甚至可能會自然地帶領我們走向死亡。

控制，或是信任你的身體？

人們與自己身體的關係，隱然有兩種模式，一則控制，一則信任，而控制模式頗占上風。艾倫瑞克從美國經驗指出，健身文化在一九八〇年代左右開始出現，是一種時代性的轉向。在六〇年代的集體喧嘩之後，人們逐漸將注意力轉向個人，「儘管你無法改變世界，甚至無法控制自己的職涯，但最起碼可以控制自己的身體」(p.85)。但就如同所有勞動都可能被資本主義的根本邏輯異化一般，鍛鍊身體也可能再次異化為一種身心二元的征服。在愈加主流的健身房當中，身體被視為懶惰而不受規範，而心智要管理、評估、控制難以馴服的身體。換句話說，在現實中被社會結構控制、受挫的個人，轉而以身體為戰場，往內走去，嘗試以心控制身體。

相對於此的另一種身體觀，則較為柔軟，相信身體有智慧，與身體培養較為和緩的關係。書中提到，全方位大師喬布拉建議：

> 接受你的身體，他總是在說話。用心聆聽。信任你的身體，每個細胞都跟你站在同一陣線，也就是說，你有幾千億個盟友。（p.101）

心智高於身體，精神高於物質的立場在二十一世紀重回流行。這一次，藉科技還魂。艾倫瑞克觀察到，舒緩心智的多種傳統——冥想、靜坐、內觀、正念——從矽谷散布開來。市面上有超過五百個關於正念的app，此類知識透過各種實體與虛擬媒介傳播。所謂正念，快速與市場結合成為一種階級品味，甚至再次為效率與生產力服務。許多大型企業設立冥想空間，購買課程，讓員工「花時間將個人生產力最佳化」（p.116）。

於此，心智再次被轉化為一種需要被控制的客體。由谷歌陳一鳴所說：「冥想和正念如今變得科學，它們以後將被視為心智的健身。」（p.120）這一潮流的發展，不過是從控制身體，前進一步成為控制心智——而且最好是內化為日常生活的一部分，以便於更好地把自己貢獻給老闆、企業、市場！

顯然，個體與結構的關係，是非常強勢的分析架構。從外部社會衍伸到個人，我們在不知不覺中使用同一個觀點理解自己的身體。艾倫瑞克因而轉向身體內部——細胞／分子之於整個身體系統——尋求更多討論的材料。

廣泛審酌醫學史中的各方說法，艾倫瑞克發現，兩種典範儼然而立。不令人意外的，第一種是烏托邦式的整體觀，「將身體或生物體看作一種井然有序的機制，因演化而注定要是這個樣子。」(p.164)。第二種則或可稱為「反烏托邦式的新興典範」，生物體是衝突持續發生的場所；例如，自體免疫疾病的存在，明顯挑戰了前述自然和諧秩序的說法。為什麼會出現免疫系統攻擊身體其他組織呢？為什麼癌細胞要來排擠正常細胞呢？即使在衝突之後，身體內部產生妥協，如疾病變化成慢性病，這種衝突仍然不免以生物的死亡告終。

身體是一座戰場

許多實際的身體經驗顯示，或許，身體真的是一座戰場——甚至，衝突是正常營運整體的一部分。艾倫瑞克介紹了一個驚人的觀點：懷孕其實是母體與胎兒的競爭現象。胎兒以及其附著於母體的胎盤，將從母體提取養分，而母體組織則竭力保留自己的養分。例如，胎兒可能會干擾孕婦的胰島素產生，導致血糖升高。這雖然對母親有害，但對胎兒而言卻是無比滋養。演化生物學家薩德丁寫道：

> 子宮內膜提供的絕非扶持的擁抱，而是致命的試驗場，唯有最強悍的胚胎才能從中存活。女性延遲胎盤到達自身血流的時間越長，她就有越多時間決定是否要除掉這個胚胎……相比之下，胚胎想要儘快將其胎盤著床，既是為了獲取母親滋養的血液，也是為了增加其存活率。因此，子宮內膜變厚變硬——胎兒的胎盤也相應地變得更具侵略性。(p.171)

如果連我們認為最自然不過、飽受讚譽的生理現象——懷胎生育——都可以被理解為一種競爭，那麼，身體內部的各類衝突，也就不那麼令人意外了。持續往身體內部繼續深入，轉向更細瑣的分析單元，艾倫瑞克指出：人體內有許多東西是我們無法控制的。更精確地說，雖然細胞、病毒、次原子粒子並未擁有意識、欲望或個性，但他們擁有能動性——也就是開始一個動作的能力（p.199）。

此話由作者說來，格外具意義，畢竟她是生物學博士，曾經花費大把精力時間投入巨噬細胞的研究。在她還只是研究生的時候，私心將巨噬細胞視為英雄，「總是無所畏懼地衝鋒陷陣，保衛身體不被微生物攻擊或受其他威脅。」（p.181）但在千禧年之交，與此理解不符的研究也逐漸出爐。巨噬細胞會聚集在腫瘤部位是不爭的事實，而「事實證明，他們花時間待在腫瘤附近，鼓勵癌細胞繼續繁殖滋事，他們是死神的啦啦隊」（p.181）。過去十年間，科學家們繼續研究巨噬細胞與腫瘤細胞共同作用，集中資源壓垮生物體的交互關係（p.183）。甚至，與癌症串通，鼓舞敵軍擴散，前往攻擊體內其他部位還不是巨噬細胞唯一的惡人行徑：體內各種發炎與多種白血球有關，其中打頭陣的是巨噬細胞；關節炎與糖尿病也都與巨噬細胞有關；在人類晚年還會啃噬骨頭，造成骨質疏鬆；甚至是最難以想像有細胞背叛自己的心血管部位——也出現有最新研究，發現巨噬細胞累積對動脈粥狀硬化各階段都有重要作用。（p.187）

自己體內的細胞其實是致命的幫兇。這一點不僅對細胞生物學家而言，難以接受；當然也是反直覺的哲學問題。細胞具有能動性，可以發起行動，行動相互衝突，而衝突會導致自我的消亡。或許這個過程是自然的結果——自我導致自我的消滅，自我內在衝突致死——天地不仁，以萬物為芻狗，萬物皆平等運行，而死亡再自然不過。

上帝已死——人怎麼活？

原本只是好奇人們如何保持健康，作者越走越深，來到了一個哲學問題之前：我是誰？我是什麼？現代生活中將自我奉若神明——這種對自我的認識其實立足於一淵遠流長的知識辯證背景。原始泛靈論後出現多神信仰，一神宗教興起後又再興起多聖徒多崇拜，又再引發嚴厲的改革運動。科學隨即出現在舞台上。科學裡的神也時大時小，曾占據核心，又曾瀕臨死亡——尼采曾說：「上帝已死！」。人是最後的有意識的生命，看向世界，嘗試理解世界的本質。這個具有意識的自我，似乎是我們感知生命的基礎；但似乎也是因為這個自我的存在，生命與死亡對立，對於死亡的恐懼油然而生。

隨著本書的書寫來到尾聲，艾倫瑞克發現一項對神奇蘑菇的研究，有著發人深省的隱喻：當藥物抑制了與自我意識有關的大腦部分——受試者經歷了自我消散——本來明顯害怕死亡的人，就不再恐懼。他們感受到深刻的連結，與宇宙合而為一。難道自我，這一人類歷史上偉大的發明，是創造生命與死亡二元的元兇？難道，自我其實是阻撓我們體會生命的障礙？

此書行文至此，作者終於提出了她自己面對死亡的態度：理解自我如何死亡，學習面對死亡，其實是為了更好的生活。真正活過的人，不怕死。死亡並非黑不可測的深淵，反而是進入持續進行的生命。宇宙充滿各種活動，即使是我們以為安靜又穩固的最小單位——質子或者中子的內部——也仍然有不斷的量子波動。我們死後，進入的是人類之外的，具有能動性與意向性世界，依舊充滿生機。

於此，老到可以死了，是一項成就（p.36）。艾倫瑞克在本書一開始的一句感慨，有了深沉幽微的重量。生命圓滿的最後一步是走向死亡，死亡是生命完整的一項表徵。

艾倫瑞克的寫作，深植於英文世界批判性思考的傳統，但來到晚年，她在科學研究與社會分析中提煉出來的生命觀，卻隱然呼應於其他迥然相異的思辨傳統。論語裡，「未知生，焉知死？」儒者認為，還不知道生命是怎麼活的，怎麼能知道死亡是什麼——讀來也若本書在追查死亡的註腳。老莊思想主張安之若命，順應自然，也與本書的體會相偕。生命經由死亡進入下一個更廣大的世界；生命是自然的，無須也無法由人控制，人可以學習的是放手對死亡的恐懼，接受生命的自然結果。

邁向死亡的步伐，由此，當然可以是輕盈輕快的。「我能以親身經驗為各位補充，老化還帶來拒絕努力，以及拒絕把握每個潛在義務和機會的神清氣爽。」（p.209）閱讀至此，我不禁也開始期待老去。老化如此自然，不過就是每一天完滿地生活，也終將完滿地死去。

前言

Introduction

青少女時期的我渴望長大成為科學家，但太多事情使我分心，無法達成目標，於是退而成為科學的愛慕者。我不願意一輩子待在實驗室或天文台，耐心地記錄測量數據，但我熱切期待閱讀有耐心之人發表的報告，無論主題是天文學或生物化學，而且我通常在那些報告還未經琢磨、發表在諸如《發現》（*Discover*）、《科學人》（*Scientific America*）等雜誌時，就先讀完了。十年前，我在《科學人》雜誌裡發現非常令人沮喪的資訊，心裡只有一個想法，這下一切都不同了。

文章出自《科學人》編輯台，[1]表示免疫系統事實上會唆使腫瘤成長並散播腫瘤，這就好像在說，消防隊的人事實上就是縱火犯去當的。我們都知道，免疫系統的功能是要保護我們，最普遍的是保護我們不受細菌和病毒感染，因此人們預期它對癌症的反應，應當是齊心協力且鬥志昂揚的防禦。研究生時期，我曾在兩間不同的實驗室工作，它們致力於闡明免疫系統的防禦作用，於是我將免疫系統看作某種神奇且多數時候隱匿不可見的防護罩。就好像，我可以走過死蔭的幽谷，或使自己接觸致命微生物，而不怕遭受傷害，因為免疫細胞和抗體能保護我不受傷害。結果，現在他們卻成了邪惡的一方。

我有點希望幾年之內有人可以提出對免疫系統種種控訴的駁斥，然後它們就會被棄置到「不可複製成果」的垃圾桶。但控訴持續存在，而且在今日受到相關專家學者的公開認可，不過他們並非毫無疑慮，這點可從使用了「矛盾的」一詞得知。我們一般不會在科學文獻中看到這類用字（我從閱讀通俗性雜誌換成讀科學文獻）。在科學界，如果得到了「矛盾」結果，意味著研究者在解決問題上還有很長的路要走——或是得拋棄一些最初的假定，尋找一個新典範。

免疫系統和癌症的矛盾不僅僅是科學難題；它有深刻的道德衍生後果。我們知道免疫系統應該是「良善的」，通俗的健康讀物鼓勵我們採取種種手段去強化免疫系統。某種尚未被證實的理論主張，免疫系統是人類（有意識的）思維和（顯然是無意識的）身體之間的溝通管道，癌症病患因而被勸導要保持「正向思考」。但倘若免疫系統其實可能促使癌症的生長和擴散，強壯的免疫系統對病患來說豈不更糟？對他或她更好的建議應該是抑制它，也許藉由服用免疫抑制劑，或是保有「負面思考」。

在二十世紀中葉生物學家想像的理想世界中，免疫系統會持續監控它所遭遇的細胞，追捕或消滅任何異常者。這個監控工作名為「免疫監視」，理論上應能確保體內沒有任何不速之客或可疑人物，包括癌細胞在內。但隨著二十世紀進入尾聲，證據越來越明確，免疫系統不僅發通行證給癌細胞，而且還在檢查站對他們揮手打招呼。這不但反常且有違一切生物學道理，免疫系統協助癌細胞擴散，並在身體各處成立新的腫瘤據點。

這讓我很介意。首先，我在二〇〇〇年被診斷出乳癌，這是研究發現受免疫系統「成就」的眾多癌症之一。發現時，我的癌細胞僅擴散到一個淋巴結，但準備從這個淋巴結向肝臟或骨頭發動攻擊，「老天保佑但願不會」——醫生們總是一派虔誠地這麼說。我的另一個個人關聯是來自這個經研究發現會促使癌症擴散的免疫細胞的類型，他們被稱為「巨噬細胞」。

就這麼剛好，我對巨噬細胞的認識勝過所有其他的人類細胞。這不是說我對巨噬細胞的認識有多深，但出於種種原因，我在研究所做的就是巨噬細胞研究；不是因為他們和癌症的關聯，那在當時尚未為人所知。巨噬細胞被認為是身體對微生物入侵者無止盡抗戰的「前線衛士」。相較於許多其他的身體細胞，他們的體型顯得很大，消滅微生物的方式就是把他吃掉，而且通常還胃口很好。我在玻璃燒瓶內培養巨噬細胞，透過顯微鏡研究他們，用放射性標籤標記出他們內部的粒子，盡一個研究生之所能了解這些微小的生命形式。我以為他們是我的朋友。

在此同時，我開始研究及報導更大規模的事件——整個人體，以及超越人體的社會。作為一名業餘的社會學家，我看到健保制度在我的國家從「家庭手工業」的規模發展成一年三兆美元的事業——聘僱數百萬人口，支配鄰里社區甚至管到天際線，引發誰該為健保付錢的政治爭辯，而且能毀掉選錯答案的政治人物。這個事業給了那些實際上並不受僱於它的人什麼呢？除了長命百歲的許諾，還包括遠離殘疾、安全分娩，以及健康的嬰兒。簡言之，它給了我們控制——不是控制我們的政府或社會環境，而是對我們自己身體的控制。

社會中野心較大的人會試圖控制他們身邊的人，譬如他們的員工，以及下屬。但即便社會上最不愛出風頭、最謙遜之人，也都被認為應該有控制自己皮囊底下一切的欲望。我們熱衷透過飲食和運動控制體重身形，倘若所有手段都不管用，還有手術介入一途。源於我們身體的整個思想和情感也需要關注與操縱。我們自孩提時代就被告誡要控制自己的情緒，而後隨著年紀增長，日積月累數十種有助控制情緒的解決公式，打坐冥想到心理治療皆在其列。老了以後，我們被鼓勵玩 Lumosity 和數獨等益智遊戲維持智力。關於我們的一切，幾乎全都可能被我們納入控制。

對控制的堅持無所不在，我們可能覺得自己可以合理地尋求違反控制的順勢療法——和陌生人恣意縱情、進城通宵豪飲、為地主隊的勝利狂歡慶祝。社會上最富裕且最有權勢之人可能選擇到異國過「冒險假期」，從事諸如登山或高空跳傘等危險活動，淺嘗失控的滋味。一旦假期結束，他們便回歸自我主宰與控制的養生之道。

不過，無論付出多少努力，並非一切都能在我們的掌控之中，即便是我們自己的身體和心智。這是我從巨噬細胞反常地「成就」致命癌症生長所學到的第一個教訓。身體——或使用最流行的用語，身心（mindbody）——並不是一部運作順暢的機器，每個零件會為了整體利益，忠實地盡其本分。身體充其量是各組成部件——細胞、組織，乃至思路模式——的聯盟，這些部件可能各有各的目標，無論該目標是否會對整體造成破壞。說穿了，癌症不就是細胞對整個生物體的叛亂嗎？即便如懷孕這般看似無害的生理狀況，都已被發現是受到極小規模的競爭與衝突所驅動。

我了解，在這年頭，當傳統醫學及含糊不清的「替代療法」皆提供自我主宰目標的實現，或至少承諾我們可以透過謹慎管控生活方式延長壽命、增進健康，上述觀點會讓很多人覺得失望，乃至太過失敗主義。倘若體內幾個無賴細胞就能將你徹底消滅，對飲食和花在跑步機的時間做精密微調有什麼意義？

但這只是啟發本書寫作的叛徒巨噬細胞提供的第一個教訓，故事還沒完。事實證明，體內很多細胞都有生物學家所謂的「細胞決策」能力。特定細胞能夠「決定」接下來要去哪裡、做什麼，完全無需來自中央當局的任何指示，幾乎就彷彿他們擁有「自由意志」。我們將看到，類似的自由將延伸至許多一般被認為無生命的微小物質，像是病毒，甚至原子。

我學到的是那些屬於惰性、被動，或不重要的東西——像是個別細胞——

其實有做選擇的能力，包括做很糟糕的選擇。我們漸漸了解，自然世界和「生命」一起脈動這種說法並不牽強。我認為，我們應該據此洞察來從事思考，不僅是關於我們的生命，也關於死亡，和我們如何走向生命終點。

本書無法以三言兩語概括歸結，但內容的粗略路線大致如下：前半部著重描述人們透過醫療照護、運動和飲食領域的「生活方式」調整，以及定義模糊但越來越龐大的身心「保健」產業[1]，實現對控制的追尋。上述一切介入都引發關於人類控制極限的疑問，這些疑問使我們轉而向生物學領域探究——人的身體裡到底有什麼？人體的各個部件和元素是否真能受有意識的人類控制？人體構造究竟是屬於一個和諧的整體，抑或彼此間存在著永無止盡的衝突？

我將提出支持反烏托邦式身體觀點的新興科學案例——身體不是秩序井然的機器，而是細胞持續發生衝突的場地，這些衝突的終點，至少就我們所知，是死亡。最後，在本書尾聲，乃至我們每個人的生命終點，都得面對一個不可

1 譯註：英文中health和wellness意思不盡相同，本書前者翻作「健康」，指一種生理、心理乃至社會的健全狀態，後者翻作「保健」，強調的是維持身心靈各方面平衡的追求健康的過程，亦可謂為「養生」。

避免的問題：「我是什麼」，或者該說，你是什麼？如果沒有扎根在和諧的身體內，「自我」算什麼？我們到底需要自我做什麼？

讀者不會從本書獲得任何「怎麼做」的忠告，不會獲得如何延長壽命的小撇步，或如何升級你的飲食和運動養生之道，或該如何朝更健康的方向調整生活態度。若有任何期待，我希望本書能鼓勵讀者重新思考個人對自己身心的控制。人人都想活得更長壽、更健康；問題在於，我們究竟該投注多少心力到這項任務之中，當我們每個人，至少絕大多數人，還有其他往往更重要的事情得做。士兵追求精實體魄，但也準備好戰死沙場。醫療從業人員冒自己生命的風險，拯救受饑荒和流行病所苦之人。好撒馬利亞人奮不顧身地擋在攻擊者及其目標受害者之間。

我們可以對死亡滿腹牢騷或逆來順受，將死亡視為生命的悲劇性中斷，然後竭盡一切所能地延遲死亡的腳步。又或者，我們可以更切實地看待生命，將其視為個人虛無永恆性的暫停，然後好好把握這個短暫機會，觀察並與我們身邊生氣勃勃、令人驚奇不斷的世界互動。

第一章

中年叛逆

Midlife Revolt

過去幾年，我放棄了有健保的負責之人應做的許多醫療檢查，譬如癌症篩檢、年度體檢、子宮頸抹片。我這麼做可不是出於任何自殺衝動。這甚至稱不上是個決定，而更像是許多微小決定的累積：繼續伏案趕截稿，還是到基層醫療診所做個最新檢查，測量我的生物可持續性；把午後時光花在醫療院所營造出的舒適機構環境，還是出門散步。起初我對自己的懶惰和拖延自我批判，竟然放著不管一些簡單且明顯能延長我壽命的事。畢竟，現代科學醫療給我們的偉大承諾是：你不用因生病而死（至少短時間內還不會死），因為問題能被「早期」發現，即時治療。腫瘤寧可在橄欖大小時發現，也不要等它長成哈密瓜那麼大。

我知道，我正違背自己長期以來的立場。我支持預防醫學，反對昂貴的侵入式高科技治療干預。

一間能提供高壓氧艙的市中心醫院，卻無法花力氣為社區鄰里做鉛中毒化驗，有什麼比這更荒謬？從公共衛生的觀點，以及個人的觀點來看，篩檢可預防疾病遠比投入大量資源治療重症合理。

我也知道，這麼做違反了我這個年紀的常理。我身邊多數受過教育的中產階級朋友，自邁入中年後已花了加倍心思致力在健康上，有些人甚至開始得更早。他們開始運動或做瑜伽養生；他們把行事曆填滿即將到來的醫學檢查；他們誇耀自己的「好」、「壞」膽固醇，還有心率和血壓數值。最重要的是，他們理解的老化是一種自我犧牲，尤其在飲食這方面，譬如某個醫療熱潮，有的沒的研究，譴責脂肪和肉類、碳水化合物、麩質、乳製品，或所有動物性衍生產品。過去四十年，全球富裕人口間盛行的健康觀念，把健康和美德混為一談，美食是「罪惡的美味」，健康食物好吃的程度則被宣傳成吃了「不會有罪惡感」。為彌補一時怠惰，有人會懲罰自己採取禁食、通便，或整日按精心安排順序喝不同果汁的飲食法。

我對老化有不同的反應：我逐漸看清，我**老到可以死**了，這話的意思不是說每個人都有有效期限。當然沒有一個固定的年紀，是人不再值得任何進一步的醫療投資，無論其目的是預防或治療。軍隊認為一個人十八歲就可以死了——所以把他或她送上火線。另一方面，很多人在七十歲、甚至更老的時候，還在擔任世界領袖，而沒有人質疑他們大手筆持續接受檢查與照護的需要。辛巴威總統羅伯・穆加比（Robert Mugabe）現年九十二歲，曾為攝護腺癌接受多次治療。[1] 然而，我們如果去看報紙訃聞版，會發現有個年紀，死亡不再需要多費脣舌說明。儘管這種事沒有普遍的編輯規則，不過當死者的年紀超過七十，通常就足以讓訃聞作家援用「自然死亡」一詞。任何人的死都令人難過，但沒有人可以把古稀之年的死看作「悲劇」，而且不會有人要求調查死因。

自從意識到自己老到可以死了，我決定，我也老到可以不用再承受為求長壽所帶來的那些疼痛、麻煩或厭倦。我吃得好，意思是我選擇嚐起來美味，而且可以盡可能暫時緩解飢餓的食物，像是蛋白質、纖維和脂肪。我運動，不是因為運動會讓我活得更久，而是因為做運動給我的感覺很好。至於醫療行為，我會為急迫的問題尋求幫助，但不再對尋找自己本身感覺不到的問題感興趣。

1 譯註：穆加比已於二〇一九年過世，享年九十五歲。

理想上，人老到可以死的年紀當屬個人決定，判斷根據是醫療可能給予的助益（若真有助益的話），以及到了特定年紀後，還有一項與前者同樣重要的——根據我們選擇怎樣度過餘生。

事實上，我總是質疑所有醫護人員建議的程序；是這樣的，我屬於某個世代的女性，我們堅持自己有權發問，而不會被醫生在病歷上用「不配合」這樣的字眼，或其他更糟糕的描述記錄下來。因此幾年前，當我的基層醫療醫師告知我需要做骨掃描時，我理所當然地問他為什麼：倘若結果證實我因老化而骨質疏鬆，有什麼可以做的？他回答，幸好現在有種骨質疏鬆的藥。我告訴他，我知道那個藥，我看過它在雜誌上的全版廣告，也看過幾篇媒體質疑其安全性與功效的文章。他說，妳想想，骨質疏鬆沒吃藥的另一個結果很可能是髖部骨折，而後健康迅速下滑，最終淪落療養院。於是我不情願地承認，接受這項我的保險有給付的非侵入式檢查，可能比無法行動而後住進療養院好。

結果我被診斷出「骨質缺乏」或骨骼變薄，要不是我發現這個狀況幾乎所有年過三十五的女性都有，可能會為此感到驚慌。換句話說，骨質缺乏不是個疾病，而是正常的老化特質。對現有文獻稍做更深入研究後會發現，製藥商其實還會大力提倡、甚至補助例行性的骨掃瞄。[1]更糟的是，診斷出我有骨質缺乏時的首選藥物，被發現會導致一些它理當避免的問題本身——骨退化和骨折。憤世嫉俗之人可能會斷定，預防醫學的存在就是為了把人們變成貪求利潤的醫療工業複合體（medical-industrial complex）[2]的原物料。

乳房X光攝影促使了我對必要篩檢的首次重大叛逃。沒人喜歡乳房X光攝影，那等於是用蠻力把乳房變得透明。首先，乳房會被壓平在兩塊板子之間，然後就是接受游離輻射的轟炸。順帶一提，游離輻射是已知確定會造成乳癌的唯一環境因素。自從千禧年之交開始治療乳癌以來，我一直頗為盡責地對待乳房X光攝影，過了差不多十年，現在婦科醫師辦公室通知我有「不好的乳房X光照」。我在得知消息後的幾個禮拜焦慮地接受其他進一步檢查，期間還被開了一張「分心駕駛」的罰單。我當然分心，我在想，我該再次接受讓人感到衰弱的癌症治療，還是這次就放任疾病，順其自然。

經歷了超音波檢查，並在棺材般的核磁共振機內跟驚慌搏鬥，才發現我那

2 譯註：指為營利目的提供醫護服務和產品的企業網絡。

「不好的乳房X光照」，原來是高度敏感的新數位影像生成所導致的偽陽性結果。那是我最後一次做乳房X光攝影。如果有人覺得這決定顯得魯莽，我可是有得到一位大城市大牌腫瘤學家的支持，是他在查看了我所有的醫療影像後，告訴我不用再來看他了。而我把這話解讀為：這輩子再也不用來看他了。

此後，每次我看醫生或牙醫似乎總以爭執收場。牙醫師——在國內到處跑的我，可是看過了不少牙醫師——總是要照一套全新的X光片，即便唯一的問題只是某顆牙有小磕損。這只會讓我想起小時候每家鞋店都有的X光機，大人會鼓勵小孩透過X光機邊扭動腳趾邊注視自己的腳骨。這份樂趣在一九七〇年代終止，這些「螢光鏡」因為被視為危險的輻射源而遭禁。既然如此，我為什麼要例行性地讓嘴巴接受高劑量侖琴（roentgens）的輻射呢？嘴巴可是比腳更容易罹患癌症的呢。如果合理懷疑有潛在的結構性問題，那沒話說；但只是為了滿足牙醫師的好奇心，或符合某種抽象的「照顧標準」（standard of care）——免談。

在所有看病經驗中，我很訝異醫療專業人士不把我的主觀報告當一回事——通常是類似「我感覺不錯」之類的話——而是選擇相信他們的設備得到的神祕結果。在沒有任何明顯徵兆或症狀的情況下，有位醫師曾主動拿出他為測量肺活量添購的新式手持儀，測量我的肺活量。我按照指示，對機器盡可能地大力吹氣，但他從螢幕上沒讀到我的呼吸。他撥弄工具，露出極度不安的臉，然後對我說，我可能有肺阻塞。我出於自我辯護，表示我在一般的走路之外，每天都至少做三十分鐘的有氧運動；但我太有禮貌了，沒展現自己與人脣槍舌劍的能耐。

說來奇怪，在某次普通的補牙過程中，牙醫建議我應該檢查一下自己有沒有睡眠呼吸中止。我實在不知道一個牙醫怎麼會對通常屬於耳鼻喉專家的領域這麼熱心，但她推薦我到「睡眠中心」做檢查。我得在全身接滿監測儀的情況下嘗試入睡，然後可以向她購買療程：一副可怕的頭顱狀面罩，理當能預防睡眠呼吸中止，而且絕對能消滅任何有性生活的最後可能。我抗議說，沒有任何證據顯示我有這項失調症，既沒有症狀，也沒有可察覺的徵兆，牙醫說我可能只是沒察覺到，還補上一句，那可能會讓我在睡眠中死掉。我告訴她，這是我能欣然接受的可能性。

我一到五十歲，醫師們便開始向我推薦做大腸鏡，有位醫師甚至可說到了苦苦哀求的地步。誠如乳房X光攝影，抗拒不做大腸鏡也是會有壓力。名人推廣大腸鏡，漫畫拿大腸鏡搞笑。三月是大腸癌宣導月，這段期間會有個八英尺高的充氣大腸複製品在全國各地巡迴，讓對肛門感興趣的人漫步穿越，從「內部」檢查潛在的癌性息肉。[2]若說乳房X光攝影像是某種高雅的施虐狂，那大腸鏡就和真正的性侵沒兩樣。首先，病患會被施打鎮靜劑，通常是用一般人熟知的「約會強暴藥」速眠安（Versed），然後從直腸插入一根尾端裝有攝影機的彈性管，一路直達大腸。比這變態程序更令我反感的是，為了確保小攝影機能遇到糞便以外的東西，而得在前一天從事的禁食和通便。我年復一年地推延這項檢查，直到得知由於大腸癌通常生長緩慢，任何我有的癌性息肉不太可能在我因其他原因瀕死之前壯盛起來，才終於安下了心。

然後我的內科醫師（隸屬中型聯合醫院的主治醫師）寄出一封公告信，說明他要暫停一般業務，以便為每年能在既有保費之外再多繳交一千五百美元的人，提供新層級的「特約醫療」。這種菁英醫療將包括二十四小時不打烊的就醫管道、從容地看病，信件還承諾服務包含例行檢查之外的各種化驗和篩檢。我就在此刻做出了具體決定：我和醫生預約時間，面對面告訴他，首先，我對他主動拋棄不那麼富裕的病患感到驚愕，候診室裡的多數病患就是那群人。其次，我不想要更多檢查，我想要一個能保護我不受非必要醫療程序折磨的醫生。我要繼續當個平凡的、被胡亂篩檢的多數病患。

這些非必要的篩檢和化驗當然都是因為醫生的要求才發生，但醫界內部有股反叛力量正逐漸茁壯。過度診斷日漸被視為一個公衛問題，而且有時被稱為一種「傳染病」。在各個國際醫療會議，以及諸如H・吉爾伯特・威爾奇（H. Gilbert Welch）和他的達特茅斯學院同事麗莎・舒華茲（Lisa M. Schwartz）、史蒂芬・沃洛辛（Steven Woloshin）合著的《過度診斷：我知道「早期發現、早期治療」，但是，我真的有病嗎？》（*Overdiagnosed: Making People Sick in the Pursuit of Health*）等滿載證據的書籍中，過度診斷是值得好好談論的主題。就連長期支持標準預防醫學的健康專欄作家珍・布羅迪（Jane Brody）如今都建議，在接受曾被視為例行篩檢的程序之前，應該三思而後行。醫師兼部落客的約翰・M・曼卓拉（John M. Mandrola）坦率地建議：

> 與其擔憂沒發現疾病，病患和醫生應該怕的是醫護。避免醫療過失的上上策是避免醫療。預設立場應該是：我很好。保持身體無恙的方法是持續做

好的選擇——而不是讓我的醫生去找問題。[3]

成本效益分析會隨著年紀變化。一方面，至少對美國人而言，醫護變得越來越容易負擔——人們到了六十五歲就有資格獲得「美國醫療保險」(Medicare)。接受篩檢和化驗的告誡不停，愛我們的人也加入這個大合唱。不過以我而言，從事任何醫療互動的意願，隨著時間消逝而減弱。假設預防醫學發現一些健康上的狀況，需要經歷痛苦療程或要我做出個人犧牲，諸如破壞身體的手術、放射治療、對生活的極端限制，這些措施也許能為我增添幾年壽命，但它們延長的會是一段痛苦且不那麼美好的生命。就目前的情況而言，預防醫學通常延續直到臨終：七十五歲的人被鼓勵接受乳房X光攝影；已經是某個疾病末期的病人，可能得接受其他疾病的篩檢。[4]在某次醫療學會上，有人報告一名百歲女性剛做了這輩子第一次乳房X光攝影，台下聽眾爆出一陣「巨大歡呼」。[5]

追求獲利，是不停鼓勵人們接受化驗和篩檢和監測的一個理由，在美國尤其是如此，因為美國的健康體系以私人醫院為主，而且通常是為了營利。一個醫生(或醫院和藥商)該如何從基本上算是健康的病患身上賺錢？答案是讓他們接受化驗和檢查，只要做的量夠多，總會檢查到一些疾病，或至少是值得追蹤的問題。威爾奇及其共同作者打了個生動的比方，借用一名碎形幾何學專家的話：「英國海岸被多少座島嶼包圍？」答案當然是端看使用地圖的解析度，以及你怎麼定義一座「島嶼」。使用電腦斷層掃描等高解析度科技做檢查，幾乎不可避免會發現微小的異常，於是導致越來越多的檢查、處方藥和醫師看診。而且過度檢查的傾向又因建議做檢查的醫生，和他或她介紹病人去的醫事檢驗所具有財務利益關係而更被放大。

不只貪求利潤的醫療體系驅使了過度檢查和過度診斷。個別消費者，也就是過去的和潛在的患者，自己可能就會要求接受檢查，而且如果覺得院方隱瞞病情，甚至會威脅要提出醫療過失的訴訟。過去二十年湧現不少「病權擁護」（patient advocacy）團體，為數十種疾病「做品牌」，以及宣傳篩檢的必要性。很多疾病都有專屬的名流代言人，譬如知名主播凱蒂．庫瑞克（Katie Couric）為大腸癌代言，前紐約市長魯迪．朱利安尼（Rudy Giuliani）為攝護腺癌發聲。每個疾病都配戴起自己的彩色緞帶——乳癌是粉紅緞帶，睪丸癌是紫色緞帶，黑色素瘤的緞帶是黑的，自閉症是「彩色拼圖圖案」，諸如此類——然後還有專屬的日子或月份可做密集的公共宣傳和遊說。這一切的目標通常是為了「促進意識」，也就是提高接受相關篩檢的意願，像是乳房X光攝影和攝護腺特異抗原（PSA）檢查。

失去可信度的醫學檢查甚至仍有廣大選民支持。當美國預防服務工作小組（U.S. Preventive Services Task Force）決定取消建議五十歲以下女性接受例行乳房X光攝影，就連一些女性主義的婦女健康組織都發聲抗議，而我本來期待這些組織會對約定俗成的醫療有更多批判。一小群女性，自稱是乳癌的倖存者，到高速公路外的工作小組辦公室抗議，彷彿在要求別人壓扁她們的乳房。二〇〇八年，同樣是這個工作小組給了攝護腺特異抗原檢查D級評等，但朱利安尼等倡議人士還是持續推廣，堅稱檢查救了他一命，而同樣持續推廣的還有大多數的醫師。[6]很多醫師合理化不一定有意義的檢查，藉口是檢查能讓人「心安」——收到偽陽性結果的人除外。

甲狀腺癌尤其容易被過度診斷。在更多強大影像技術的幫助下，醫生能在人們的頸部發現更多微小腫塊，然後動手術將它們移除，無論手術正當與否。美國、法國和義大利女性在二十一世紀頭十年接受的甲狀腺癌手術，估計有七到八成如今被認定是不必要的干預。在南韓，醫生特別注意甲狀腺篩檢，因此數據增加至九成。（男性也被過度診斷，不過數量遠低於女性。）病患動這些手術是要付出代價的，包括得一輩子依賴甲狀腺荷爾蒙，而且因為荷爾蒙不總是完全有效，病患可能會長期「憂鬱和萎靡不振」。[7]

目前為止，不必要且往往傷身的醫療篩檢體制尚未在民眾當中引起反感。鮮少有人吐露自己主動拒絕檢查的事蹟，曾這麼做的科學作家約翰·霍爾根（John Horgan）在《科學人》一篇部落格文章中，談論他為什麼不會接受大腸鏡檢查。不過，因為他形容自己是「反身體檢查的瘋子」，某種程度上削弱了文章條理分明的論點。[8]大多數的人會開玩笑說建議的檢查有多噁心，同時勇敢地遵從每個步驟。

但有一場重大叛亂正在另一個戰線醞釀。我們越來越常讀到對於「將死亡醫療化」的抱怨。主角通常是先前還活蹦亂跳的雙親或祖父母，儘管他們之前曾明確要求順其自然、非醫療化的死亡，臨終時卻淪落到躺在加護病房的病床上，全身插滿了管線。這種情況醫師見多了——幽默風趣的人被呼吸器堵住了嘴，講究整潔的人大小便失禁——有些醫師決心不要讓同樣的事發生在自己身上。他們可能拒絕醫護，深知就醫比較可能導致殘疾，而不是重拾健康，像是有位骨科醫師一得知確診胰臟癌，立刻關閉診所，回家在相對舒適平靜的環境等死。[9]少數醫師比較果斷地採取主動作為，在身上刺了「NO CODE」（拒絕緊急救治）或「DNR」（拒絕心肺復甦術）的刺青。他們還拒絕自己例行性強加到病患身上的極端臨終照護。

在放棄預防醫學上，我不過是把這想法再向前推進一步：我不僅拒絕接受醫療化的死亡折磨，還拒絕接受醫療化的人生，而且隨著年紀增長，我的決心只有益發堅決。當剩餘壽命越來越少，每個月每一天都彌足珍貴，不該花在沒有窗戶的候診間，以及接受機器的冰冷檢查。變得老到可以死是一項成就，不是挫敗，而這份死不足惜的自由，值得大肆慶祝。

第二章

羞辱儀式

Rituals of Humiliation

就像同階級與世代的多數年輕女性，我最早和醫界糾纏不清是到了生育年齡的時候，起初求診是出於避孕的需求。當時的主要避孕用具是子宮帽，那是個不需要了不起醫療專業就能執行的低科技阻隔法。但瑪格麗特・桑格（Margaret Sanger）為爭取醫界對合法生育控制的支持，把開立子宮帽和其他生育控制法的權力，完全讓渡給了醫師。因此，十八歲左右的時候，我第一次被迫為婦科醫師（當然，是一位「男性」婦科醫師）擺出截石位（lithotomy position）[1]，接受一項我覺得非常羞辱人的醫療程序。約莫十年後，懷孕讓我不得不每月定期看診，持續到產前兩週，產科主治醫師為我做骨盆檢查才畫下句點。直到擴張器從陰道移開之後，我才問醫生我

1 譯註：一般骨盆檢查，頭低腳高的姿勢。

的子宮頸是否已開始擴張。他看了護士一眼，以調皮的語調問，「這樣一個好女孩是從哪裡學會那樣說話的？」

我不清楚這個檢查對我的健康，更重要的是，對我未出世孩子的健康，有沒有任何影響，但情緒的衝擊倒是即時湧現。我氣炸了。我不僅閱讀了關於懷孕的一般大眾市場書，而且才剛拿到細胞生物學的博士學位，產科主治醫師覺得淫穢的那些話，我可以說上三天三夜。或許應該說，我就是在這一刻成為了真正的女性主義者，一個有意識的女人，而不再是個花瓶或笨蛋。護士一如往常地安靜不出聲，擺著她的撲克臉。

接下來幾年，我不曾質疑定期做產前、產後檢查，以及嬰幼兒預防保健的需要。我是個好母親，所有成長所需的疫苗接種和其他措施，我都沒讓孩子錯過。不過，這一路上有很多線索透露，我的孩子接受了必要保健以外的醫療。當一位小兒科醫師替我第二個孩子的感冒開抗生素時，我問她基於什麼理由認為這病是細菌引起的？「不，這是病毒引起的。但我總是替操心小孩的母親開抗生素。」換句話說，她開立處方是為了造福我的一場表演。我一邊抱怨要吃藥的人不是我，一邊抱起我的孩子走人。

如果一項醫療程序對人的生理機能沒有明顯影響，那該如何將程序分類呢？醫療程序顯然是一個儀式，可以很通泛地定義為某種「由一連串按照醫囑執行的動作所組成的鄭重儀式」。[1]但儀式也可以有無形的生理作用，於是我們要問的問題變成，究竟那些作用是以某種方式為健康帶來貢獻，還是反而加深了病患的無助感，抑或對我的怒氣火上加油。

西方人類學家發現，世界各地的原住民都從事著在西方科學看來沒有根據，但據說能使人身體健康的儀式，這些儀式往往包含鼓樂、舞蹈、吟誦、使用熬煮的草藥，以及操弄像是動物牙齒和五彩繽紛的羽毛之類的神聖物品。人類學家伊迪絲・特納（Edith Turner）在一九八〇年代，鉅細靡遺地描述了尚比亞恩丹布人（Ndembu）的伊罕巴之禮（Ihamba ritual）。[2]受苦之人會有關節疼痛和極度疲憊的症狀，這時她先喝下一杯葉子泡的飲料，人們會將其他草藥膏反覆塗抹在她的背上，然後以剃刀劃開，再用動物角罩住——期間鼓樂歌聲不斷，還將病患對村裡其他人的積怨一併朗誦出來——直到疾病之源「伊罕巴」離開她的身體。

這儀式有用嗎？有的，至少病人通常會重拾他們平時的體力和幽默。但伊罕巴之禮和西方世界醫師採行的諸如驗血、放射造像等措施，兩者功效無從比較，一部分原因是，伊罕巴本身不是科學醫療能理解的東西。伊罕巴被想像成獵人的牙齒，進到受害者的身體，在受害者體內「咬人」，而且甚至還可能繁殖。如果你覺得這聽起來很荒誕，不妨試著這樣想：作為疾病媒介，「獵人的牙齒」比病毒容易想像得多了。有時候，在儀式尾聲，主禮者甚至會變出一顆人牙，聲稱是從受害者體內取出來的。當然啦，光是有機會一吐悶在心裡已久的積怨，可能就有益身心健康。

多數人很容易把伊罕巴之禮，看作一種「儀式」（ritual），但我們卻不會同樣迅速地將這名稱套用到乳房X光攝影或活體組織切片上。「儀式」這個字帶有和「護理」一詞毫不相關的一種貶義。早期人類學家大可把所謂的原始治療行為稱為「護理」，但他們費心將原住民活動和歐美醫師有目的性的干預區分開來。後者被認為是理性而科學的，前者則「僅僅是」儀式，自此之後，儀式一詞便沾染了帝國主義的傲慢。一名英國醫療人類學家指出：

> 人類學過去處理儀式的老方法，仰賴區分兩種不同行動的差別：一種是目的導向且在人類學家眼中合理的行動——可能被描述為和技巧、技術或技

藝相關——另一種明顯地不理性，而且就人類學家看來，不具有任何上述連結。唯有第二種行動才會被判定為儀式。[3]

我們不可避免地會將原始的民族治療儀式和現代西方醫學程序拿來對比。後者也發生在特定的空間，通常也由特定服裝人員（穿白袍，偶爾有戴口罩）執行，他們還操作一些大眾普遍無法取得的物件。一九五六年的社會普遍尊敬醫界及其機構環境，那年有位美國人類學家發表了一篇取名巧妙的文章〈加利美亞人的身體儀式〉（Body Rituals Among the Nacirema）——加利美亞人倒過來就是「亞美利加人」（American）。醫院被形容成一座「神殿」，加利美亞人在那裡行治療儀式，文章詳細描述道：

神殿裡有少數幾位哀求者（病患），他們除了躺在硬邦邦的床上，什麼事都不能做。日常的種種儀式，譬如神聖嘴巴人（牙醫）之禮，會令人感到不適且備受折磨。貞女們每天凌晨以毫不馬虎的嚴謹態度，叫醒受她們照顧的可憐人，翻動在苦痛之床上的他們，為他們沐浴，處女們得為了這正規動作接受高規格的訓練。其他時候，他們把魔杖伸進哀求者的嘴裡，或是強迫他吃據說能夠使人痊癒的物質。醫學人時不時來到他們的委託人身邊，把用魔法處理過的針頭扎進他們的血肉之軀。這些神殿儀式可能不會治癒、甚至可能殺死新入教者，但此一事實絲毫不減損人們對醫學人的信仰。[4]

構成傳統「年度身體檢查」的整個醫學程序，可以被視為一種儀式。年度體檢最早出現於一九二〇年代，約莫十年後受到美國醫學學會（American Medical Association）的推薦，它就像是任何注重健康的醫療消費者承受再大壓力也得跨過的人生跨欄，堪稱一場決定無辜（健康）或有罪（生病）的審判。年度體檢的內容沒有明確定義，體檢花費的時間從十五分鐘到（有錢人和有疑病症者的）好幾天都可能。然而，人壽保險公司把體檢列為投保條件，軍隊的成員必須做體檢，一般的健康民眾會被海報提醒做體檢。隨後在醫生診間發生的事，好似一場宗教儀式，甚至像是為了娛樂觀眾而設計的演出。某位觀察家在評論兒科醫院有時會僱用小丑給病患打氣時，注意到這些在醫療界初登場的新手、「原始」薩滿，以及普通醫師三者之間的相似處，甚至對照了他們所有人穿戴的「特殊服裝」與面具。[5]病患脫衣，「治療者」（或小丑、薩滿）念咒，對病患的身體做各種動作。接著，進入醫療情境的「懺悔」階段，病患被拷問他或她私底下有什麼罪過：抽菸嗎？喝酒嗎？有服用非法藥物嗎？有多個性伴侶嗎？我曾經犯下承認非標準用藥的錯誤，那是很多年前念大學時候的事了，但醫生閃爍的亢奮眼神，以及突然的振筆疾書之舉，讓我決定再也不要對任何醫師提起這事。

儀式的情緒作用

稱某事是一種「儀式」，透露的訊息其實很有限。人類儀式的範圍很廣，舉凡真人獻祭到快樂無邪的五朔柱舞，強制驅逐團體內替罪羊到溫馨接納新領袖或盟友，全都是儀式。但指稱一整套動作是儀式時，至少暗示這些動作具有眼前任務以外的社會目的或文化目的，譬如治療病患或拔掉出錯的獵人牙齒。二十世紀人類學家辯論原住民儀式的「功能」——舉例來說，它們究竟是為了個別參與者或團體服務，還是為一般人或階級社會中的菁英服務。很多儀式似乎是用來提供個人在不同生命階段的寬慰和指引，青春期就是一例。青春期儀式的特徵有時是痛苦的疤痕紋身（scarification），有時是像猶太成年禮或十五歲拉丁裔女孩的女子成年禮（quinceañera）的溫和慶祝。其他常見的儀式似乎是用以促進村莊或部落內的個體間凝聚力——最明顯的就是透過集體歌唱跳舞和宴會。一如各個傳統社會，現代都市人在儀式上也不遑多讓，譬如問候和道別的儀式、佳節儀式、婚喪喜慶相關的儀式——多數時候，這些儀式幾乎都顯得全然良善。這些眾所皆知的儀式帶來的心理作用，一般會讓參與者的自我感覺更好，並且覺得自己和群體的關係更穩固。

醫療儀式的無形作用是什麼呢？借用個大眾愛用的動詞，它們是會「賦權」（empower）儀式的客體，也就是病患呢；還是會給人一種無助挫敗的感覺？

相較於我們可能從事的諸多儀式，醫療程序最突出的一點在於，它們往往是逾越的（transgressive），也就是說，它們通常違反公認的社會規範。舉例來說，我們一般不會對他人的「空間」侵門踏戶，或允許他人對我們這麼做，我們通常也不會暴露沒穿衣服的身體給他人檢查。其他非醫療的儀式可能有類似的逾越性，像是大學兄弟會和運動隊伍的捉弄，新成員在儀式中必須喝到可說是危險分量的酒精飲料，脫去衣物，然後接受儀式性的性虐待。另外還有關於軍隊的奇特儀式，像是英國陸軍的喝酒儀式，該儀式包括一種「菊花鏈」陣形，或說是「透過陰莖插入肛門連在一起的一圈士兵」。參與者為此儀式辯解，說這是一種促進群體團結的手段。[6]我想，其他口味清淡許多的集體逾矩形式，也能促進群體團結吧。

醫師們有公然蔑視正常隱私規則的理由：人體是他們的地盤，有時被視為他們的專有財產，像是女性的身體部位。二十世紀中葉，沒有一個女性，至少沒有任何異性戀女教友，有可能看過自己或其他女性的外陰，因為那個地盤（又稱「下面那邊」）是預留給醫生的。當幾名大膽的女性在一九七一年推行以一個塑膠擴張器、一枝手電筒和一面鏡子做「子宮頸自我檢查」，她們打破了兩個禁忌——使用醫療工具（擴張器），以及踏入唯有醫生（可能還有親密伴侶）曾經涉足之境。很多醫生被激怒，其中一名醫生主張，擴張器在外行人手裡不可能是無菌的，女性主義作家愛倫．弗蘭克佛（Ellen Frankfort）犀利答覆，沒錯，任何進到陰道的東西應該先用滾水煮沸至少十分鐘。[7]

早在一九七〇年代女性主義復興前，有些美國女性已開始抱怨不必要的生產過度醫療化。二十世紀中葉，產科醫師習慣對分娩中的女性施打大量鎮靜劑、甚至進行全身麻醉。嬰孩由無意識的女性產下，而且有些嬰孩出生時也呈半麻醉狀態——沒有活力，並且呼吸困難。被麻醉或鎮靜的女性無法充分使用身體的肌肉將嬰兒推擠出來，因此醫生很可能使用產鉗輔助生產，有時導致嬰兒顱部受傷。然而，替代辦法是存在的，雖然產科醫師不鼓勵，而且通常積極地阻止：源自蘇聯和法國的拉梅茲生產法（Lamaze method），它提供能降低疼痛的呼吸技巧，同時讓母親和嬰兒保持警覺。一九六〇年代，越來越多受過教育的年輕女性學習拉梅茲生產法，並要求生產期間維持清醒狀態。等到一九七〇年我生第一胎的時候，至少在我的朋友圈裡，不使用拉梅茲生產法反而顯得不負責任了。

我們開始看到醫療專業人士（當時仍有九成以上為男性），把生產從自然的事件，轉變成在近乎無菌的環境中，對無意識病患進行的外科手術。即將生產的女性無一例外地接受灌腸，她們的陰毛被剃除，然後被安置在截石位——背部平躺，膝蓋在上，胯下大開。當嬰兒終於出現在產道，產科醫師執行會陰切開術，以手術方式擴大陰道口，造成產後必須被重新縫合的傷口。每一道程序背後都有醫療的邏輯依據：灌腸是為了避免糞便汙染；剃除陰毛是因為它有可能不乾淨；會陰切開術的用意在於讓嬰兒更方便產出。但這一個個程序也都引起疼痛，不光是身體的，還有其他方面的疼痛，而且有些程序還有額外風險。除毛會造成可能受感染的小傷口和擦傷；會陰切開術比自然撕裂癒合得更慢，而且令女性在產後好幾個禮拜行走或小便困難。截石位或許讓醫師覺得比跪在一名坐姿女性面前更舒服，但這姿勢阻礙嬰兒通過產道的過程，而且可能導致母親尾骨受傷。

我們該怎麼看待部分醫生仍堅持採行的這些程序呢？如果一個程序嚴格來說對健康生產沒有醫療上的必要性，而且甚至可能是個禁忌，為什麼還要採用這些程序？人類學家蘿比・戴維斯-佛洛伊德（Robbie E. Davis-Floyd）認為，這些干預應該被當作**儀式**，意思是，它們的科學正當性並不比「原始」治療者的做法更高。它們沒有任何生理學的用途，僅僅是發揮了她所謂的「儀式用途」。灌腸和除毛，強調女性在生產過程中是不潔、甚至不受歡迎的存在。麻醉和截石位，傳達「她的身體是個機器」的訊息，[8]或者誠如戴維斯-佛洛伊德引用哲學家卡洛琳・墨欽（Carolyn Merchant）所言，「一個由麻木的、惰性的分子組成的系統」，容不下清醒的病患。換句話說，這些是支配的儀式，透過儀式，強迫女性在臻於生物力量與繁殖力的巔峰時，感覺無能為力、卑下且骯髒。

在某種意義上，分娩儀式是「有效的」。生孩子的女人往往感到創傷，她們告訴戴維斯-佛洛伊德，她們「覺得被否定了」[9]或「感到沮喪」：「你懂嗎，他們對待妳的方式好像在說，妳不是太聰明，好像妳不知道自己的身體怎麼了。」[10]而且在承受這麼多不適與輕蔑的同時，她們還被期待要感謝醫生幫自己生下了健康的嬰兒。這是使女性接受她們被認可的社會角色的完美配方：經歷羞辱儀式後，得到喜獲麟兒的美妙「禮物」。

但儀式通常適得其反，導致女性被懷孕與生產期間受到的對待激怒，我的情況就是這樣。截石位不是太容易抗議的姿勢，但實際上，越來越多女性站出來拒絕不必要的醫療干預，甚至選擇居家生產和助產士。當我小孩的年紀來到二位數時，一場女性健康運動席捲全國，挑戰它在許多婦女醫療保健中診斷出的厭女症——從有害的避孕藥物到野蠻的乳癌手術，霍斯德根除性乳房切除手術（Halsted radical mastectomy）會使接受手術的受害者局部癱瘓。我們設法改革醫院的產科習慣，贏得醫界對拉梅茲生產法的接納，如願以償地獲得更多女性醫生執業，並維護自己在整個過程中參與決定的權利。

但在大有斬獲的同時，產科醫護以其他方式變得越來越具侵入性與控制性。分娩過程中的電子胎兒監測變成常規，即便低風險生產都必須監測，而使用從陰道插入的探測儀進行內部監測時，女性必須在整個分娩過程中維持臥床。胎兒心率微不足道的波動都能引發不成比例的驚慌，導致剖腹手術來到高達百分之三十的驚人比例，直到二〇〇九年才趨於平穩。我們再也不能把生產的處理不當單單怪罪於「父權」。戴維斯-佛洛伊德寫道，女性還面對科技官僚治理（technocracy），以及認為任何牽涉電子儀器、藥物和解剖刀的醫療程序都從根本上優於無須科技干預的做法。

即便在女性健康運動的全盛期，我們對於是否該以女性主義觀點批判非專屬女性的醫護面向仍有所遲疑。沒錯，在運動外圍的學術圈和新紀元圈，有很多女性開始把父權、科技、科學和帝國主義，搓揉成單一個致力於全球支配的龐大整體。可是我們多數人都認為科學站在女性主義這邊，並且致力於恢復充滿性別歧視的醫療事業的科學理性。我們傾向認為，除了婦女醫護方面，醫療的社會作用相對來說是不帶偏見且中立的。

但社會評論家伊凡·伊里奇（Ivan Illich）在一九七五年的著作《醫學報應》

（*Medical Nemesis*）中論稱事實不然，該書記錄醫護對兩性都會造成的負面影響，尤其是醫源性疾病的損害，醫源性疾病是指由製藥公司和醫療程序本身所引發的疾病。而且他指出，醫療機構代表一個受「教育菁英」統治的龐大社會控制系統：

> 醫學有權把一個人的疾病貼上合理疾病的標籤；有權宣稱一個人生病了，即便他本身並未抱怨病痛；還有權拒絕一個人的病痛、殘疾被社會所承認。[11]

就像女人一樣，不屬於教育菁英圈的男人——貧窮的或勞工階級的男人——往往得面對醫界的敵意和優越感。在一篇一九七六年發表的文章中，社會學家厄文．K．佐拉（Irving K. Zola）提到他父親的例子。他父親是藍領工人，被醫師勸告換個跑道做「辦公室工作」——好像辦公室工作想做就有一樣。身為女性健康運動的熱衷支持者，佐拉看到男性和女性病患都被要求行禮如儀地尊敬醫生及其所屬官僚體系：

無論是平躺，或某種笨拙的仰躺或趴臥姿勢，雙腿張開或夾緊，甚或只是坐在問診桌前，病患被放置在一連串被動、從屬，且往往羞辱的角色裡。[12]

根據佐拉和伊里奇這些帶有批判眼光的思想家表示，醫療儀式的功能之一是社會控制。醫療接觸的雙方通常有極大的社會地位差距：儘管過去數十年，移民和女性的醫生人數大幅成長，但很多時候，醫師都還是受過教育的富裕白人男性，而且醫療互動會要求病患展現順從行為，譬如褪去衣物，以及接受他或她體腔被穿透。這和刑事司法體系通常採行的程序是一樣的，像是強制脫衣搜索，而此舉絕對不是為了增強被搜索者的自尊。無論有意或無意，醫師和病患共同從事一個支配與臣服的儀式，就像在中國皇帝面前必須磕頭一樣。

不意外地，有些醫師對醫療儀式有非常不同的看法。他們沒有為醫療程序的科學辯解，也沒有聲稱其個人經驗是像統計數據一樣有價值的「證據」，反而是主張儀式乃醫療遭逢的核心。病患也許想要一個「解方」，但他們更想要參與一項儀式。史丹佛大學的醫學教授亞伯拉罕・佛吉斯（Abraham Verghese）是醫療儀式最聲嘶力竭的倡導者之一，他在《紐約時報》的一篇社論中表示，病患在看病時會期待接受特定的醫療程序，「當他或她在做那些程序時敷衍了事，譬如把聽診器貼在衣服而不是皮膚上，草率地戳探肚子不到三十秒就完成檢查，很快就會被病患察覺。儀式的重點在轉變，跨越一道門檻，以查房問診為例，轉變鞏固了醫病關係。」[13]

這種關係的本質是什麼？他在一次TED演講上詳細闡述，那是立基在病患接受一般而言被認為粗魯或具攻擊性的問診和身體接觸的一種關係：

> 我會告訴你這個儀式是一個個體接近另一個個體，說出許多連對自己的牧師或拉比都不敢傾訴的事，除此之外，他們還不可思議地願意脫去衣服，允許對方碰觸——我會告訴你，上述是一項極為重要的儀式。[14]

我們至少可以說這是個含糊不清的主張：對減緩有效醫護所需的親密行為可能引起的任何不舒服來說，儀式是必要的嗎？抑或情況根本是顛倒的——親密行為是為了強化儀式的戲劇效果而存在？親密行為顯然絕對不是成功照護的必要條件，但病患們——當然總是沒有名字的那些——還是想要如此。佛吉斯舉了一個個案為例，講述某乳癌病患到她心目中「世上最棒的癌症中心」接受治療，結果幾個月後還是回到為她確診、名氣沒那麼響亮的中心。他在那裡遇到她，於是問她，「妳為什麼回到這裡進行治療？」

她不太願意告訴我。她說，「癌症中心很棒。它的設施很漂亮，有大大的天井、代客泊車服務、自動鋼琴，還有禮賓專人帶你從一處到另一處。但是，」她說，「但是他們沒有碰我的乳房。」我們大可論稱，他們大概不需要碰觸她的乳房。他們有她身體的完整掃描。他們對她乳癌的掌握到了分子的程度；他們已經不需要碰觸她的乳房。[15]

接下來為醫療儀式提出的辯解令人發毛地接近性侵犯通常會說的藉口：「她想要人碰她。」

我的意思不是說人與人的互動——包括儀式和碰觸——在醫護中沒有任何意義。想想母親靠親吻就能神奇地舒緩學步嬰孩碰撞的痛，或者充滿關愛的善心醫護人員給人的心理寬慰。我們的身體不是屍體；那裡面住著我們的心智，而透過心智，我們和其他生的、死的人類與動物有了連結。強化那些連結，然後我們大概就會感覺好過些。一旦連結受到威脅或破壞，後果可能不堪設想，譬如常見於傳統社會的許多「巫毒死亡」（Voodoo Death）那樣。巫毒死亡是接到死亡詛咒或打破某個強大禁忌的人，儘管沒有明顯的身體狀況，卻在一、兩天內過世。

證據充分的安慰劑效應，就是儀式性地展現關心有其功效的鐵證：比起那些完全沒得到治療的病患（管他是真的或假的治療），得到假治療的病患（一顆糖錠好了），更可能感覺變好。在一份研究中，比起被唐突而冷漠地給予安慰劑的病患，得到假治療以及實驗者稱為「過於煽情的」照顧的病患，像是抓著他們的手或肩膀，不厭其煩地給予關懷（「我好高興見到你」、「我知道你有多辛苦」），復原得更好。[16]有些人認為這結果是出自「正向思考」——如果你預期醫療干預會有幫助，大概就會心想事成。

但後來實驗者刪除了正面希望的影響：哈佛醫學院教授泰德・卡普屈克（Ted Kaptchuk）和他的團隊告訴一個病患小組，他們拿到的其實是安慰劑，「就像個糖錠」。「我們不僅清楚說明這些丸錠是以惰性物質製作，沒有任何會起作用的成分，我們還把『安慰劑』三個字印在罐子上。」出乎研究人員的意料，知情服用安慰劑的病患，其病情的改善程度，堪比服用美國食品藥品監督管理局（FDA）認證的對症藥物（腸躁症）。「這些研究的發現，」卡普屈克說，代表「醫療儀式的表演本身，可能有值得關注的益處」。[17]

像佛吉斯這種強調醫療接觸有儀式化互動之重要性的醫師，可能從這些安慰劑研究中得到安慰。不過，從科學的立場來看，它們又揭露了一項關於醫學認識論的尷尬訊息。至少早在二十世紀之交，人們認為醫療程序是全然理性的，每個步驟都由經過充分測試的生醫原則決定。每個人都承認諸如「煽情」或「病床畔禮儀」等不可估量因素的作用，但這些作用被看成是手術、藥物使用或有科學證實價值的干預等主要事件的輔助。但如果病患真正需要的是關注和某種關懷（至少在某些案例是如此），那為什麼只有在極度資本密集的醫療機構、由受實驗室訓練的醫師幫人看病，才算行醫？

我們可以論稱科學，或說科學的粉飾，是使一個儀式被受過教育的現代人接受的必要條件；這些人不太可能被擊鼓樂聲和動物角打動。在文化上，伊罕巴的儀式也許是恩丹布人表達對受苦之人關懷的適當方式；西方人則是需要大科學（big science）的裝飾——顯影機器、離心機、無菌或至少白成一片的內室。不過，就我所知，沒有人測試過以下這個主張：為常規醫療遭逢多加點花藝作品、撫慰人心的音樂，以及友善臉孔，會有幫助嗎？所有設備都必須是真的嗎？或者用厚紙板做的仿製品也同樣有效？如果醫療儀式真正的重點是對病患展現社會支持，我們絕對能以費用不那麼荒唐、不那麼有壓力，又能保有尊嚴的方式來進行。

第三章

科學的粉飾

The Veneer of Science

醫學的權威來自它以科學為根據的假設。幾個世紀前，西方文明的知識和道德權威主要源自宗教，宗教要求人們信任耶穌或穆罕默德這些遠古的名人，因為許許多多被認為可靠的其他人已經這麼做了。科學之所以是一大改善，在於它不需要依靠社會從眾產生的信任，而是提供一個讓你自己去核實事物的方法。我知道我接觸到的任何科學主張——無論是關於木星的衛星，或處理發燒的最佳辦法——原則上，都能透過複製科學家提出的觀察結果進行測試。一切與信仰無關，只需要學習艱深數學和生物學的耐心及無比謙遜。如果主張無法被獨立觀察員證實，換句話說，如果它「不可複製」，我們就會被迫得出主張不實的結論。

多數人不太可能學會進階數學去計算木星眾衛星的繞行軌跡，因此我們傾向聽從那些有能力做計算的人，至少在行星衛星的問題上是如此。與此類似地，光是要使用科學一事，往往就讓念過書的現代人退避三舍。我們想要「經科學證實」而且撐得起「研究顯示」這個威名的解藥。因此，在醫療方面，假設一個素未謀面的人要求你脫去衣物，接受他或她的探查，你大概不會乖乖聽話。可是如果這個要探查你的人能用數十年的經驗，以及證明該程序已幫助許多人延長壽命、增進健康的同行評審研究，合理化他的要求——那麼按照此人的要求行事可能就是明智的。醫療專業人士藉由召喚其科學根基，贏得了治療這門生意的獨占權，同時透過勤快地巡邏專業領域的邊界，打擊長久以來被形容成「偽科學」的另類療法，維持其獨占地位。一百多年前，情況已大致底定，非醫師被法律禁止執業，而這在美國意味著支持產科並宣布助產接生為非法，以及支持「對抗療法」（allopathic），又名「常規」或科學療法，然後邊緣化順勢療法。

真正的關係改善很慢才出現，出身美國醫學會的醫生們抨擊另類療法的力道逐漸趨緩。遲至一九五〇年代，美國癌症協會（American Cancer Society，它是健康相關團體的保守醫療態度標竿）仍有一個「打擊庸醫委員會」。但根據《哈佛》（*Harvard*）雜誌表示：

後來那（委員會）變成「未經證實癌症管理法」委員會，然後又換成「可疑方法」委員會。委員會的名稱顯示非傳統方法逐漸被接受；今天，癌症協會內有「輔助暨替代醫療委員會」(Committee on Complementary and Alternative Medicine, CAM)。詞彙的逐步演化也反映整個醫學界正經歷重大變化。在過去幾年，暗示不是依循常規醫學的「替代」一詞，慢慢**換成**了「輔助」，亦即和主流療程**一起**進行的治療。兩個單字最終可能都會被「整合醫學」所取代。整合醫學指的是在常規醫療中使用像是針灸、按摩、草藥治療和冥想等技術。[1]

這也許看似常規醫學值得讚賞的謙遜——又或者，可能像是一種無恥的妥協。不過，常規的「科學」醫學，究竟有多科學呢？時至二十世紀晚期，數學導向的醫師，以及許多病患，漸漸不再只是聽信醫生對醫療干預功效的保證，而要求看到比科學光環更確切的東西。他們想要堅實的證據，因為遵循一個個熟悉的程序還不夠理想。

一九七四年的時候，改行做數學家的前醫師大衛・M・艾迪（David M. Eddy）受邀以醫療決策為題發表演講，他決定把焦點放在乳房攝影術診斷，因為當時新聞都在報導第一夫人貝蒂・福特（Betty Ford）和第二夫人快樂・洛克斐勒（Happy Rockefeller）的乳癌。許多年後，他寫道，他本來「打算畫出我推測她們的醫師使用的決策樹（decision tree），滿心期待會找到能和聽眾分享的有力證據、漂亮數字和可靠推理。但我很訝異竟然找不到太多數字，沒有任何有條理的邏輯依據，而且論據中有很多明顯錯誤。怎麼會這樣」？[2]

他決定嘗試研究比乳房攝影術更悠久的東西背後的決策——治療數千萬高眼壓症患者、歷史長達七十五年的療法。結果他只找到八個有對照組的研究——也就是說，只有八個比較接受治療者和未接受該治療的相似群體的研究——而且這些研究全都「規模很小，又設計不良」。更糟的是，其中六個研究發現，接受治療者最終比沒接受治療的病患更糟。艾迪轉而分析其他治療，卻被專家以沒有足夠數據資料為由勸退。

這讓我下定決心。如果沒有建立一個決策樹的充分資訊，醫師們的決定到底是以什麼為依據？我於是意識到，醫療決策不是建立在證據或有條理分析的基石上，而是站在搖晃的果凍上。[3]

「實證醫學」的序幕於是揭開，也就是對病患做任何事情，都應該有統計證據的支持。這是個引發爭議的名稱，立刻讓人質疑醫學在此之前是以什麼為依據。個別案例、習慣，還是直覺？又或者，醫學傳統上並非「以實證為依據」，而是「以名氣為依據」，也就是由行醫之人的名聲和在制度中的地位背書？

健康專業人士逼我做的多數醫療篩檢都沒有通過實證測試。以乳房攝影為例，傳統認知是，透過每年做乳房攝影的早期發現，能大幅增加乳癌的五年存活率，頭號乳癌擁護團體蘇珊・科曼乳癌基金會（Susan G. Komen Foundation）不厭其煩地反覆宣導這點。[4]但從大規模且通常不分國界的重複研究中，我們看不到可歸功給例行性乳房攝影篩檢的乳癌致死率明顯下降。確實，任何透過篩檢發現癌症的婦女可能宣稱醫療干預救了自己一命，但她乳房攝影中的斑點，也很有可能永遠不會充分發展成癌症。經篩檢發現然後接受醫生治療的，通常是生長緩慢或不活躍的腫瘤部位——甚至是被錯誤取名的「乳管原位癌」（DCIS）之類的非侵襲性乳癌[1]。處理潛伏期癌和良性非癌，也許像是個值得稱讚的謹慎態度，可是療程本身——手術、化療和放療——就帶有極大風險。乳房切片本身就是致癌的危險因素，可能在周邊組織「種下」癌細胞，而這著實令人不安。[5]

攝護腺癌的篩檢也有同樣問題，其篩檢包括攝護腺特異抗原的驗血，外加肛門指診。誠如乳房攝影術的情況，根據統計研究，自一九八〇年代晚期就存在的攝護腺特異抗原篩檢並未降低整體的致死率。[6]這個疾病過度診斷和治療的代價也很大：放療和荷爾蒙療法可能導致失禁、陽痿，以及心血管疾病。[7]二〇一一年，美國預防服務工作小組不再建議男人接受攝護腺特異抗原檢查，美國泌尿科協會（American Urological Association）兩年後也勉為其難跟進，只為五十五至六十九歲的男性做攝護腺特異抗原篩檢。[8]至於大腸鏡檢查，它有可能發現潛在的癌性息肉，但在美國所費不貲——最高可達一萬美元——而且還被發現這項檢查不比糞便潛血這種便宜許多的非侵入性檢查更精確。[9]

癌症篩檢本身有個問題，它假定腫瘤就像個活體生物，會越長越大，而且會從良性變成惡性。所以腫瘤「分期」很重要，從零期到四期，按照它們的大小，以及是否轉移到身體其他部位的證據為本。可是，事實證明，大小不是威脅程度的可靠指標。一個小腫瘤可能具有高度的攻擊性，而一個大腫瘤卻有可能是「惰性的」，這意味著很多人為了可能永遠不會造成問題的腫瘤接受治療。一份近期研究發現，幾乎半數接受攝護腺癌治療的六十六歲以上男性根本就不太可能活到發病的年紀。[10]然而，他們倒是活得到承受治療帶來不良後果的年紀。

年度體檢的實際內容大致受到個別醫師，當然還有保險公司或其他承保機構的左右。根據加拿大預防保健工作組（Canadian Task Force on Preventive Health Care）表示，「包含從頭到腳的身體檢查，以及任何可提供的化驗：血細胞計數，尿糖和尿蛋白，胸腔X光，還有自五〇年代起就有的心電圖、斷層掃描和核磁共振。」[11]——我想強調的是這段話中的「任何」。在一九四〇和五〇年代，美國醫院的病床還沒被傷者或患者填滿，富裕的病患做年度體檢時會被收治入院，以便為侵入式程序做麻醉。在階級光譜的另一端，徵兵前的軍隊醫療檢查相當草率，通常只是做做聽力和視力測驗，外加快速檢查有沒有痔瘡和開放性病變。在兩個極端之間，多數人檢查的是生命跡象、尿液和血液、乳房或睪丸，或

1 譯註：若乳癌細胞只存在於乳管內或乳小葉內，就屬於非侵襲性乳癌。

許也做個肛門指診。而到了二〇一五年，年度體檢的費用估計為每年一百億美元。[12]

女性還有另一項婦科方面的年度檢查，這個檢查自一九五〇年代始用以來，一直都定義明確：乳房和外生殖器檢查，用抹片偵測子宮頸癌，檢查陰道，可能還加上肛門。這些檢查不總是出於自願；它們可能是獲得或續拿避孕處方的必要條件。我想起電視劇《廣告狂人》（*Mad Men*）中的一幕，佩姬為了拿避孕藥做婦科檢查時，（男性）醫生告誡她，不要因為藥很貴就變成「蕩婦」，好讓（她的）錢花得值得」。[13]這些檢查讓很多女人留下心理創傷，因為檢查時對乳房和生殖器的仔細關注非常類似真正的性接觸。不自在的親密接觸，譬如男性同事令人討厭的觸摸，一般公認屬於「性騷擾」，但婦科檢查全程都是親密碰觸，無論它偽裝成多麼專業又科學的醫療程序。有時候，這可能變成很容易識破的偽裝。一名為孟加拉美國傳教學校工作的醫師被指控騷擾多名女孩，其中最年輕的才十二歲，因為他幾乎天天要求她們做乳房骨盆檢查，但通常還未進入青春期的女孩其實並沒有這個需要。[14]

即便在最好、最「專業」的狀況下，檢查仍可能令人感到非常不舒服。一名女性在名為「只為女人存在」（*For Women's Eyes Only*）的網站上寫道，骨盆檢查「使人羞恥，有辱人格，而且痛苦萬分」：

> 第一次做抹片時，我非常受創，我到現在都得服用處方藥贊安諾（Xanax），以避免做抹片時恐慌發作。我才二十四歲。我這輩子還有多少次抹片得做？等到有一天我想生小孩時，每個醫生都要把他／她的手指和工具塞到我身體裡，我該怎麼辦？[15]

其他女人竭力進入一種心理解離的狀態，試圖像醫生一樣，把她們的身體看作被動且沒有感覺的物件，掙脫有意識的心智。

這些定期性的隱私侵犯有個問題（雖然絕不會是唯一的問題），那就是它們並不會救人一命，也不會降低生病的風險。美國醫師協會（American College of Physicians）二〇一四年宣布，標準婦科檢查對無症狀的成年女性沒有任何意義，而且肯定不值得讓人「不適、焦慮、疼痛，以及支出額外的醫療費用」。[16]至於兩性都適用的年度體檢，其證據根基早在四十年前已開始鬆動，而且動搖的程度讓某醫師在二〇一五年足以說出，體檢「基本上毫無價值」的話。兩種檢查都可能產生偽陽性，接著就是做不必要的化驗，甚至動手術，也可能會產生錯誤的寬慰感，畢竟檢查時未被察覺的狀況還是可能在幾個月內發展成致命癌症。但這類擔憂似乎並未嚇到很多醫師，譬如《紐約時報》文章〈年度身體檢查可能是徒具形式的儀式〉（Annual Physical Checkup May Be an Empty Ritual）中提到的這位：

> 哥倫比亞大學醫學院的內科醫師與醫學史學者拜倫．勒那醫生（Dr. Barron Lerner）說，他要求病患每年來看病，而且總是為他們做心肺聽診、直腸檢查、淋巴結檢查、腹部觸診，並檢查女性病患的乳房。「我被這樣訓練，病患也被訓練這樣期待。」他說，不過他也承認，很難提出為什麼要做這些程序的科學理由。[17]

上述一切不該被當作對科學醫療概念的攻擊。醫界確實一再地濫用科學授予它的權威，合理化種種不必要的醫療程序以求獲利，或單純滿足醫師的自尊心（以及最壞的狀況：滿足醫師性衝動）。可是，醫學和科學的結盟也帶來許多不可估量的好處，舉凡開刀房的無菌科技到救命藥物皆在其列。消除不良科學的唯一方法就是更科學，而這必須包括統計分析，並且在一定程度上認知到病患不「只是個統計數字」，而是有意識、有智慧的行動者，和醫生一樣。

「綜合性」體檢儘管充斥不再受到推崇的檢查化驗和醫療程序，不過在今天仍有廣大市場，就好像骨董車和黑膠唱片有各自的奢侈品市場。我在一九九〇年代第一次見證這個現象，一名經濟寬裕的點頭之交，在身體沒有任何症狀的情況下，到約翰霍普金斯醫院進行為期兩天的醫療檢查。其他可能比這位點頭之交更有錢的人則是選擇到豪華度假地，做個搭配「SPA服務」和「生活風格教練」的多日全身體檢。截至二〇〇八年為止，《財星》（*Fortune*）雜誌評選的世界五百大公司中，有百分之二十二為高層人員提供「主管體檢」，[18]這既是福利，也是避免可靠領導者在辦公桌前心臟病發死亡的方法。但《哈佛商業評論》（*Harvard Business Review*）文章〈主管體檢：投資報酬率有多少？〉（Executive Physicals: What's the ROI）的自問自答，等於透露了投報率實在「不多」——我在本章提過的所有原因都影響答案：偽陽性的頻率、檢查化驗本身的危險（像是輻射），以及發現仍在可治療階段問題的機率不高。[19]

對實證醫學日益增強的堅持（某些聲浪來自人壽保險產業），在二十一世紀初期給人一種醫療正經歷「認識論危機」的感覺，也就是醫療的知識基礎有所動搖。著名生物倫理學家亞瑟・L・凱普蘭（Arthur L. Caplan）在二〇〇六年寫道：

> 當代醫療這年頭正航向波濤洶湧之處。它正被迅速升高的成本打擊，其功效受到懷疑，而且有許多競爭者闖入它的地盤，舉凡從配鏡師、心理學家、脊骨關節整復師、助產士，以及麻醉護理師，到草藥和維他命商店的友善店員皆是。[20]

接著他說，但真正衝擊醫療核心形象的是「擁抱實證醫學的熱忱」[21]：至少從十九世紀末開始，過去的概念一直認為，醫療是從硬科學（hard sciences）[2]費時費力的方法與過程中誕生的。

實驗室和屍體

事實上，醫療和科學的關係向來脆弱。一百五十年前，美國沒有醫界，只有一群宣稱有治療技術的各式男女，有些經驗豐富，但很多只是比學徒更有經驗一點。一直要到十九世紀結束，受大學教育的菁英醫生才流行到德國完成教育。在那裡，他們對閃亮的新興大學醫學研究實驗室著迷，實驗室裡有顯微鏡、試管及刷得晶亮的工作檯面，而美國沒有類似的東西。實驗室是門外漢不可踏足的禁地，這裡除了偶爾出現的糞便，沒有太多人類居住的跡象，而且沒有任何裝飾。但對科學家而言，實驗室代表他（曾經，幾乎總是男性）可行使全面控制的地方，不受微風或溫度變化的干擾，但願也沒有汙染物。實驗室科學家、藥劑師或細菌學家的白袍，最終被醫師採用為接觸病患時穿著的制服。白袍不單象徵潔淨，還有專業和控制。

2 譯註：理論或事實可以精確測量、測試或證明的科學。

在實驗室裡，疾病的原因可被追蹤至細胞層級，然後像任何自然現象一樣地被研究，所以名氣響亮的德國研究者魯道夫．魏修（Rudolf Virchow）才會公然說出「醫學不過是從動物實驗的實驗室發展出來的病理生理學的一個次要分支」。[22] 這當然是個有爭議的主張，不過立即合理化了在美國發生的一波專業改革：醫療是科學家負責的事，就算不是科學家，至少也得受過科學訓練，而且在得到法律認證開始執業之前，每個人都得擁有至少兩年（如今是四年）的大學教育，以及對實驗室科學的全面理解。

不過，醫學教育的科學改革和實際行醫之間的關聯性，仍不明朗。舉例來說，獲得行醫權力的人，大學一定有修讀有機化學——醫學預科生稱有機化學是「除草課程」，因為它淘汰了很多以醫生為志向的人。可是，無論我個人覺得它多麼有趣，有機化學對醫學沒有任何明顯的貢獻。認識疾病的細菌理論不需要理解電子軌域，研究基因失調也不需要了解DNA結構。某位產科醫師抱怨說：

> 克氏循環（Krebs cycle）是經典例子——那是一個生物化學循環，學生必須記

住許多酵素（酶），而且學會之後就再也不會用到了。我念醫學院的妹妹現在也這麼對我說。她不懂為什麼要學那麼多DNA結構的細瑣分析和其他類似的知識。[23]

對醫學做科學改革可能造成的作用之一，是嚇跑任何有批判能力的社會科學家。除了〈加利美亞人的身體儀式〉這樣的嘲諷作品，二十世紀中期至晚期，沒有一個研究醫護的人類學家和社會學家膽敢質問「原始」儀式和現代科學醫療的相對效力。他們似乎假設，以科學觀察與方法為基礎的醫療程序，一定有經過證實的價值，即便那些程序看起來非常像「儀式」。畢竟，社會科學也自認是「科學」，對身披生物化學和微生物學強大裝甲的醫療專業通常表現得畢恭畢敬。區區社會科學家，可沒準備對特定醫療程序的好壞發表意見。

不難想見，二十世紀早期的醫學改革將醫界人口組成的基礎變窄了。醫學院得配有實驗室的這項必要條件，淘汰了多數願意收女性和非裔美國人入學的學校。此外，在那個僅有百分之五人口擁有大學文憑的時代，至少有某些大學的要求使得醫學院入學的招生局限在上層和中上階層。「未經琢磨的男孩或……

精疲力竭的辦事員」，頭號改革者之一如此形容該時代的平凡醫生，[24]再也別想獲得醫學訓練。醫生將從「紳士」階級招募，所以就連女性病患如今都能把對身體的親密接觸託付給醫生。綜觀二十世紀的大部分時間，多數人接受醫護時，必定要和社會地位比自己高的人接觸——有相對特權背景的白人男性。

由於醫學（至少是象徵性地）停泊在實驗室科學的港口，實際的醫療行為也有了改變。醫學變得像是個「提煉產業」，健康政策專家勞勃·博拉吉（Robb Burlage）曾如此形容，[25]醫生辦公室扮演起集散地的角色，將血液、尿液和組織塊變成實驗室樣本，接著化為數據。收集的或有可能是影像，像是X光或斷層掃描，有時再送去做分析，而且可能是送到放射學家薪水較低的遙遠國家。隨著焦點轉移到組織和細胞上，醫師們似乎開始對完整的人體感到不耐煩。他們想要——而且根據他們所受的訓練也需要——進到病患體內，穿透皮膚之下，深入任何病理的躲藏處。改行念醫的人類學家梅爾文·康納（Melvin Konner）如此形容自己首次開刀的經驗：

> 我的手指進到另一個人的身體內部，不只是嘴巴或陰道或肛門，而是皮膚

的保護表層之下，數百萬年演化建立起來的不可侵犯的薄膜，終極個體性的膜……對我而言，那是永生難忘的經驗。[26]

病患的話，也就是他或她的醫療史和口述症狀，在以實驗室為中心的環境，重要性不敵工具能蒐集的客觀數據。一如前文所提，我無法說服內科醫師相信我的呼吸完全沒問題，儘管他的全新設備如此認為。另一次，我遇到了完全相反的問題——我試圖說服一位醫生，我的心臟症狀是「真的」，而非心理壓力所造成（這問題最終被診斷為沒有生命威脅，而且可用β-阻斷劑治療）。和任何醫生初次會診，每次你可能都被要求早半小時掛號，填寫長長的病史，但很多問題根本就還會再被問到一次，顯示你的努力根本沒被用上。或者，有時病史可能被忽視。美國伊波拉病毒的首例死亡者湯瑪斯・鄧肯（Thomas Duncan）告訴一名急診室護士，他剛從傳染病傳播中心之一的賴比瑞亞回國，結果這個資訊從未傳達給治療他的醫師，該名醫師把鄧肯送回家，指示他服用泰諾（Tylenol）。

我們可以說，理想病患應該默不作聲，靜靜地平躺，而且對最具侵入性的程序照單全收。事實上，醫學院學生接觸的第一個「病患」通常是死人——捐贈做大體解剖的屍體。死亡狀態幾乎是科學研究的必備條件，誠如哲學家傑佛瑞・P・畢曉普（Jeffrey P. Bishop）所點出的：「畢竟，生命不斷變化，而指出動態中事物、變動中身體的真理，實屬不易。」[27]心臟在跳，血液在流，細胞在代謝，甚至在活組織裡奔走。「因此，生命不是建立醫療這門真科學（true science）的基礎。」他繼續說。[28]這也許聽起來像刻意的諷刺，但不妨想想「真科學」，像是生物學，實際上是如何運作的。直到最新進展的顯微技術之前，用顯微鏡研究生命，首先需要殺死一隻實驗室的動物，接著移除你想要研究的組織，將該組織切成薄片，用甲醛使它徹底死亡（其實是被防腐）以進行「處理」。經過這番程序後，才能放到玻璃片上透過顯微鏡觀看，不過你看到的將只是有點近似活體動物內的活組織，就像觀察一片屍橫遍野的戰地，不太能看出引發戰爭的問題。與此類似，畢曉普認為死亡的身體是醫學的「認識論常模」（epistemologically normative），因為活人體內的活動太過模糊不清、變動不止，而且複雜難懂不適合研究。

很多醫師和社會科學家質疑大體解剖的教學價值。畢竟，屍體是死的，並且經過人工保存；它氣味強烈、質地像皮革，而且徹底缺乏構成生命的「變動」。有些聲譽卓著的醫學院已完全拋棄這套教學，改用身體部位的塑膠「解剖示教」

從事教學。但絕大多數情況下，美國醫學院（義大利人的除外）仍堅持用大體解剖，甚至以「傳承儀式」之名為它辯解，因此即便某些醫學院學生在過程中留下心理創傷，也能把創傷解釋成這是使他們從新手變成成熟醫師的重要經驗。醫學院通常以對大體捐贈者的一些感恩儀式，試圖「人性化」這個過程，但解剖始終是個暴力且逾越的工作。誠如一位生物倫理學家所言：

> 解剖實驗室的其中一個功能是，教導醫師如何侵犯在其他社會情況中運作的社會規範，這是一個在看診時不可或缺的技術。讓實習醫師能夠解剖死者的超脫，也許有助工作中的臨床醫師把手和醫療工具放到病患的體腔各處，或要求病患吐露他們最羞恥的秘密，以及用最脆弱的姿勢暴露他們的裸體。[29]

從事各行各業都需要一定程度的超脫，但在醫界，這可能遮蔽了某些更黑暗的東西。改念醫學的人類學家康納認為「臨床訓練的壓力使醫生和病患疏離，於是病患實際上變成了敵人」。[30]受訓中的醫生總是精疲力竭，透過說病患的壞話釋放壓力，因為病患當然是他們痛苦的直接原因——如康納所提，病患會「搞砸」靜脈注射，不然就是突然發高燒。同時，現代臨床醫療步調匆忙，每個門診病患只間隔十到十五分鐘，也會導致醫師產生零售店工作人員面對過多消費者時的那種怨氣。醫生的超脫不是對抗同情氾濫的防禦機制，而是「十足負面的」情緒立場，康納認為：

> 對一個人動刀穿孔，掌握他或她的生命，按壓其胸腔直到肋骨斷裂……諸如此類以及其他數千件事情，可能需要比客觀更強烈的憑藉。他們可能真的需要一定程度的厭惡。[31]

因此，醫界為了對抗實證醫學的威脅，向（會思考、有感覺、有意識，長期不被納入考慮或被忽視的）病患尋求結盟，著實是一種諷刺。當流行病學家指出特定程序的無用，醫師會反駁這就是他或她的病患想要的，甚至是他們的要求。北卡羅萊納州伯林頓（Burlington）一位內科醫師指出，他告訴一名七十二歲病患，她不需要做她本來預期年度體檢要做的很多檢查，結果她投書給地方報紙，抱怨他是「公費醫療」(socialized medicine) 能省則省的例子。[32] 實證醫學的敵人表示，病患真正想要的就是和醫生發生形式明確卻又人性的互動。一名醫師主張：

> 醫學的戲劇裝飾——手術室、醫生的白袍和病患的病人袍等服裝，固定的用語和姿勢——都是一種美學儀式的一部分，賦予醫病接觸超越治癒概念的情感意義。[33]

很多論述可用來反對過度依賴統計證據，譬如那可能會掩蓋病患的許多獨特問題。廣受歡迎的醫生作家傑若．古柏曼 (Jerome Groopman) 表示，「統計數據不能代替你眼前活生生的人；統計數據代表的是平均值，而不是許多個人。」[34] 另一個常被用來反對實證醫學的論點是，實證醫學可能變成保險產業的工具，被用來限制將獲得理賠的醫護照顧。醫學自由派堅持，比起提倡有潛在危險的克制，我們寧可犯下過度醫護的錯。所以，反對不加批判地採用實證醫學的合理論點不少。但說實證醫學會破壞一種「超越治癒」的互動，絕不是其中之一。

第四章

練爆身體

Crushing the Body

如果我看起來對預防醫學的態度有點漫不經心，部分是因為在蓬勃發展的消費者文化中，有太多通往健康的另類道路。「另類」（alternative）這個字有一定的壞名聲，譬如「另類生活方式」，以及尤其受批評的「另類醫療」。試想，處理再常見不過的問題時，我們得面對令人迷失方向的大量選擇，每個選擇似乎都可以互相調換，而且都一樣地好。就拿每個人大概都曾在生命中某個階段為其所苦的下背疼痛來說吧，習慣常規醫療的可能會先找骨科醫師，然後骨科醫師通常會試圖找到（至少在某些情況下）可用手術矯正的特定問題脊椎。或者，患者可能在朋友或雜誌文章的建議下，嘗試求助於某種「另類」治療師，像是按摩治療師或針灸師。這些選擇通常都能在同一個地方取得，譬如馬里蘭大學整合醫學中心（University of Maryland's Center for Integrative

Medicine）之類的大學附設醫院，那裡可供選擇的治療包括反射療法、靈氣治療、瑜伽、針灸和「微量營養素點滴」，還有「臨床護理」。史丹佛大學的整合醫學中心提供包括正念課程和「正向心理學：追求幸福」在內的諸多選擇，為每位病患配備代表兼有常規與另類醫療的三人團隊，引導他們了解許多可能的治療選項。然而，病患不會察覺這些選項長期以來代表了兩個衝突的立場——一方是科學，另一方是許多古老、往往帶有宗教色彩的傳統。病患也不會發現他對治療方式的選擇，充其量是一種個人品味。

我自有我的另類辦法——不是「另類醫療」，而是另類於醫療的選擇。我已健身多年，系統性地使用我的身體做與打掃家裡或在兩地之間移動無關的無用之事。早在一九八〇年代，有個朋友說服我和她去附近購物中心裡的一間純女性健身房運動。她想要減重；我的下背疼痛逼使我意識到，我不能再把身體純粹當作一個支撐頭部的架子。它需要動一動。

而且我需要一點娛樂。除了短暫從事家務，我的成人生活是以坐姿進行的——開會或伏案工作。健身房提供一種誘人的回歸，我當時寫那是一個機會，讓人重拾「失落的恣意青春肌肉」。我們隨著比利・艾鐸（Billy Idol）版的〈Mony

Mony〉節奏揮舞臂膀、做仰臥起坐，或躺在地板上高舉雙腳。在一整天的舞文弄墨，試圖把段落串聯成有秩序的文章之後，放空腦袋，對教室前方的健身教練唯命是從四十五分鐘，簡直就像嘗到自由滋味。

起初我對自己身體的弱不禁風感到羞愧。但我就算不強壯，起碼忍痛能耐一流，於是羞愧發展成一種祕密的競爭意識。在一般生活中，我自認是個謙虛合群的人；在健身房，我總是暗中比較自己和其他人，野心勃勃地想要勝過他們。很快地，我離開純女性健身房，轉戰一間設備豐富、男女都可去的大型健身房，開始上些團體課——我總是站在教室後方，好讓自己可以在不被觀察的情況下觀察別人；然後慢慢晉升到男人健身的重訓房。我認為這一切和我平常的職業及個人生活完全無關，甚至不值得對任何人提——太瑣碎而且自戀了。我因健身得到的第一個肯定來自一位男性友人，他提醒我，我的上手臂越來越「嚇人」。

沒有任何令人滿意的歷史解釋可以說明，為什麼二十世紀晚期美國人對體適能（physical fitness）興趣大增，而且還傳播到世界其他富裕國家。有個很簡單的因素，就是讓人變健美的體驗，像是健身房提供的那些課程，越來越容易獲得。

一九七〇年代，市面上健身房的數量很少，往往是沒有噱頭的重訓房，而且甚至不是所有健身房都有淋浴間。今天，全世界共有十八萬六千家健康俱樂部，每年創造約八百一十億美元的市場，其中二百六十億來自美國，德國和巴西則緊追在後。[1]大概在一九八〇年代的某個時候，企業家發現在設備上做了初期投資之後，維持一間健身房的營運其實不用花費太多心力，只要有足夠的人手負責洗毛巾，以及在顧客進到中心時檢查其會員資格就好。

但需求和供給都在增加。從某方面來看，對健身的興趣屬於一個更大規模的社會現象，就是在短暫經歷一九六〇年代令人興奮的集體昇華後，人們把注意力退回到個人身上。自助書的數量暴增到自成一個獨立的文學體裁，彷彿社會上那些時髦人士都接下了「他們自己」這項新專案似的。通俗的心靈自助書籍建議人們把關係當作市場交易，千萬別忘了看看付出和收穫是否成正比。就算不成功，你永遠都是「你自己最好的朋友」。對史學家克里斯多夫・拉許（Christopher Lasch）而言，健身狂熱只是「自戀文化」的另一個面向，代表「從政治退避，以及拒絕承認不遠的過去」。[2]

拉許拿說出「不要相信任何三十歲以上的人」的傑瑞・魯賓（Jerry Rubin）作

為這個退避的典型，令人無可辯駁。魯賓擁有耀眼的激進社運人士履歷：華麗高調的反戰領袖、一九六八年民主黨大會上煽動「暴亂」的「芝加哥七人案」（Chicago Seven）被告，和艾比・霍夫曼（Abbie Hoffman）一同推行無政府的易皮士運動（Yippies）[1]。一九六九年，他對大學生說，美國得在「災難與墮落，或革命與新生活方式」之間做選擇，[3]不過，就他個人而言，新生活方式勝過了革命。一九七〇年代期間，他嘗試市面上的每一個新紀元熱潮——EST艾哈德研討課程訓練（Erhard Seminar Training）、魯爾夫治療法（Rolfing）、瑜伽、冥想——最終變成了一個趾高氣揚的資本主義創業家和健身提倡者。他不認為自己是個叛徒，他是個人「成長」的楷模。但有個例子可支持拉許認為健身代表的新興自我專注的論調，事實上是某種落空。當運動逐漸退潮，魯賓的EST同志霍夫曼並未把自己變成自我提升的大師或生意人。他結束了自己的生命。

在一九七〇和八〇年代開始跑步和上健身房的那些受過教育的年輕人，多數無疑不曾期待會有什麼政治和文化上的革命，更別說努力去推動那場革命。

1　譯註：指無政府國際青年黨（Youth International Party）的成員。

但他們期待有穩定的就業機會，最好是讓人覺得有意義且有創意的工作，而在整個社會學地圖正在重新繪製的時代，他們實現願望的機會不大。首先，傳統的藍領勞工階級被「去工業化」取代，也就是廠房關閉與裁員。隨著公司精簡熱潮擴散到非營利部門，受專業訓練的中產階級像融化的冰山般崩塌。人群服務（human service）單位開始除撤他們的社工、心理學家和公益律師。大專院校裁撤無法創造充分收入的系所，像是哲學系和外語科系。我們看到一個令人憂心的新現象——博士開起計程車，而這堪稱今天教育無用化身的先驅。如今的博士不開計程車了，他們靠領糧食券過活。[4]

面對這麼多的階級騷亂，年輕人迅速收起他們的期待，以符合越來越限縮的職涯可能。加州大學洛杉磯分校的大學生態度年度調查發現，「利他主義和社會關注」呈明顯衰退，一九八七年有破紀錄的百分之七十三大學生表示他們的首要目標是「在財務上變得非常寬裕」，相較之下，一九七〇年持此態度的大學生只有百分之三十九。[5]我在大學校園經常遇到這樣的學生，本來對社工或環境主義感興趣的他們，令人遺憾地決定將主修轉換到商業或經濟。但就連最務實的人也沒太多安全感，因為一九八〇年代企業也開始精簡（或稱「人力正確化」）

白領勞動力。奇異企業（GE）比亞馬遜早好幾十年就開始例行性地淘汰工作表現落在後百分之十五的員工。再也沒有「鐵飯碗」，再也沒有通往退休金錶的自動升官[2]。商業大師建議企業員工別再擔心「誰偷走了他們的乳酪」，而應該專注在如何「乘著混亂之浪」。

儘管你無法改變世界，甚至無法控制自己的職涯，但最起碼可以控制自己的身體——吃什麼到體內，以及如何耗費肌力。健身界的先行者吉姆・費克斯（Jim Fixx）在《路跑全集》（*The Complete Book of Running*）中寫道，「對社會、政府、商業、婚姻、教會等等失去信念——我們似乎轉向自己，把還擠得出來的一點信念，放到自己的心智和身體裡。」[6]他引用一名追隨者的話，「路跑給我一種能控制自己生活的感覺」。[7]我對健身也有同樣的感覺：我也許對世界的不公義無能為力，至少伸張正義不可能只靠我一個，也不可能在非常短的時間內發生，但我可以決定將大腿推蹬訓練機的重量增加二十磅，然後在幾個禮拜內實現這個目標。本來令我感到陌生且望而生畏的健身房，變成我總是可以施展控制力的少數地

2 譯註：最早在一九四〇年代的美國，百事可樂公司會送退休員工金錶，象徵你的時間就是我們的時間。

方之一。

對左派人士拉許和史達茲・特克爾（Studs Terkel）而言，健身文化看起來可能像是種「退避」。但對女人而言，「控制一個人的身體」可以被理解為一個嚴肅的政治目標。雖然不用是個女性主義者也能從事健身，多數蜂擁到健身房的女人都經歷過女性減肥塑身要經歷通便與禁食的懲罰性文化。她們知道，女人被認為應該專注在塑身，並且盡可能地變得隱形。對葛洛利雅・史坦能（Gloria Steinem）而言，這又是一個父權控制的例子；我們不但應該個頭嬌小，還應該孱弱無力，公然蔑視這個期待本身就是一種女性主義的行動。「沒錯，」她寫道，「我們需要在各個方面進步，但增加身體力量對多數女人日常生活的影響，可能勝過會議室或白宮偶爾出現值得讓人看齊的典範。」[8]

演員兼社運分子珍・芳達（Jane Fonda）接下這項挑戰。她自十二歲起就成為厭女症纖瘦文化的受害者，透過每日多達二十次的自我催吐維持驚人的纖瘦身材。她在一九八〇年代的某個時候意識到，不斷的胃酸沖洗會摧毀她的食道，日後她說，「我事業有成，贏得許多獎項，支持非營利事業，有個家庭。我必須做選擇：活下來，不能死。」[9]她的復原靠的是對利用有氧舞蹈形式進行運動鍛鍊的熱情，她於是透過當時最先進的錄影帶技術來行銷它。數百萬女人跟著她的錄影帶跳舞，聽光彩動人的珍・芳達向她們保證，女人可以既性感又強壯。女人顯然必須強壯，畢竟很少家庭能期待不靠雙薪也能晉升中產階級——中產階級的標誌是有自己的房子和給孩子念私立學校。過去財務不獨立的家管母親已退流行，不過諷刺的是，比起同樣從事勞動的先生，她有更多時間鍛鍊身體。

若說女人在某種程度上被健身文化「陽剛化」，我們也可以說，男人被健身文化「陰柔化」。在一九七〇年代以前，只有女人才會著迷於自己的身體，不過是病態的、厭食的那種著迷。但在燈光明亮的健身房，牆面往往貼了整排鏡子，男性和女性都被邀請檢視身體形象，看看有沒有任何不受歡迎的贅肉或鬆垮脂肪，並據此規畫他們的健身訓練。男同志成群地上健身房，創造一種高度線條分明的男性美標準。不過，最大的改變是異性戀男也被健身文化「物化」，被鼓勵把自己當作讓其他人賞心悅目（或可能是輕視）的對象。對隸屬瀕危的白領階級的男性與女性而言，身體變成自我呈現的一項重要元素，不只是尺寸和形狀，還有肩膀多方、肚子多扁，以及捲起袖子時精心雕塑的肌肉輪廓。

健身，或為了健身投入的心血，很快對中產階級產生另一個功能——它成了一種辨識的信號，或稱作「階級提示」。像是抽菸或躺在電視前喝啤酒這些不健康的行為，是下層階級的社會地位標誌，而致力追求健康，哪怕只是隨身攜帶健身房包或瑜伽墊，顯示更高尚的地位。食物選擇就是個例子。在一九七〇年代，食物彷彿按照階級自我分類，有錢人選擇被認為「自然」、有機、全穀或任何「全的」食物（天曉得「全食物」是什麼），然後，最重要的是「純淨」。和上述描述緊密交織的，是對低脂的必然堅持；那塊全穀麵包可不是用來塗奶油的。《紐約時報》健康專欄作家布羅迪持續向大眾提倡低脂生活，從八〇年代起發表諸如〈過度攝取蛋白質可能傷害肝、腎、骨頭〉、〈碳水化合物可以幫你減重〉和〈食物中的化學製品傷害沒有脂肪大〉之類標題的專欄文章。美國人的確聽從她和心臟科醫師迪恩．歐尼斯（Dean Ornish）等反脂肪狂熱人士的叮嚀，減少脂肪攝取，脂肪占卡路里的比例從一九七〇年的百分之四十，降到二〇〇〇年的百分之三十四，[10]結果導致我們有了「肥胖流行病」，因為人們放棄脂肪後改吃無脂肪餅乾等「健康」零食。但對飲食中脂肪的長期聖戰，成功地確立了脂肪是經濟魯蛇吃的東西的聯想——就像「油脂」（grease）這個字預設的關聯是「油頭飛車黨」（greaser）或「廉價食堂」（greasy spoon）。

鍛鍊身體是另一種炫耀性消費：有錢人愛鍛鍊，下階層的人則傾向避免鍛鍊，尤其若使用肌肉本來就是他們工作的一部分。我們在「黃金健身房」（Gold's Gym）看到的勞工階級男性健美選手是例外，同樣的例外還有試圖到「可爾姿」（Curves）甩肉的下階層女性（可爾姿是我開始運動生涯的那間女性健身房的子品牌）。不過，整體來說，鍛鍊身體是社會地位的可靠指標。作家兼「永續生活專家」萬妲·厄班斯卡（Wanda Urbanska）轉述她在某加州健身房偷聽到的兩名女性之間的對話，其中一人抱怨她的新男友，「他唯一的缺點就是不練身體。他試都不試。」友人回應說，「所以妳得和他分手。」「我沒得選擇，不是嗎？」第一名女性回答。[11] 單身者想要遇到願意做好分內工作的人（pull his or her own weight）[3]，最安全的選項就是，只和同健身房的會員談戀愛。

健身文化創造出的社交空間有某種近乎烏托邦的特質。沒錢或沒閒參與健身文化的人就別考慮了吧。別考慮低薪的清掃員、維修工人和櫃檯人員，這些人的工作連健保都沒有。把心力專注在健身房（或跑步、划船團體）的合格人

3 譯註：含有字面「拉自己體重的人」的雙關意。

士們被鼓勵以一種休閒又精心設計的方式，把自己變得更健康、更具吸引力，偶爾停下來喝杯果汁或聊聊天。兩性在這個世界裡大致平等，不同膚色和性傾向的人，不需要喝幾杯或刻意打扮也能自由自在地和彼此交流，身體以最低限度的自我意識展示著，到處都有免費Wi-Fi，更衣室甚至還有免費洗髮精和乳液。

但再停留久一點——我上全國各地不同健身房的資歷有三十年了——這畫面看起來就不那麼歡樂了。雖然有令人熱血賁張的流行音樂和舒適服裝，健身房可不是自發隨興和嬉鬧玩耍的地方。影像監視器影射了這裡的規則。大多是無害的規則，像是不可說髒話、不可「盯著」他人，或不可以呻吟或喘氣的有聲方式出力。有一次，在佛州西嶼（Key West）的某健身房，讀者可能會想像那是個比較寬容放任的環境，我看到經理責備一名年輕女子太自由且有節奏地做動作。「健身房不能跳舞。」他荒謬地宣告，彷彿在強調健身是一件嚴肅的事。嚴格控管的舞蹈類體驗就沒問題，譬如有氧舞蹈或Zumba舞，但無人監督的舞步散發濃濃享樂主義，而鍛鍊身體應該要是某種工作。多數人帶著像是「今天做腿部和肩膀」的計畫前來，不然就是「四十五分鐘的心肺運動，和十五分鐘的腹肌訓練」，通常還要先做個暖身，最後以幾分鐘在墊子上的伸展收尾。

鍛鍊身體和工作非常類似，也像是身體勞動和辦公室工作的奇妙混合。譬如會員不僅舉重，他們通常還帶著寫字板，在上面記錄訓練的次數和組數，以及每個訓練動作的重量，好像一名主管監督工廠工人的表現。就連社交也很罕見，因為健身房會員越來越專注在自己的 iPod，唯有瘋狂地揮手和打手勢才能讓他們發現有人試圖對話（譬如「我可以用嗎？」或「你用完了嗎？」）。

健身房最主要的互動不是發生在會員彼此、或會員和員工之間，而是發生在健身者和他或她的身體之間。身體一定要受訓練、受規範，並且度過越來越困難的考驗，這一切都由健身迷有意識的心智進行管理與評估。和心智相比，身體可以被當作一個動物，通常是經過馴化或部分馴化的動物——能夠培養出反射動作和習慣，不過當然不會做有意識的決策。詩人貝爾莫．史華茲（Belmore Schwartz）描述他的身體為「大熊……／在我身邊呼吸，那龐然大物，／那和我共眠的大熊」。[12]我們從教練和健身課指導員身上學到，除非對例行鍛鍊做突然的改變來「騙過」身體，否則就像任何負重的野獸，身體總是想選擇最順暢沒阻礙的那條路。西方哲學家長期以來將身體和心智一分為二；健身文化進一步發揚這個二元性——把它變成一種敵對關係，心智奮力控制懶惰、難馴服的身體。

我今天打算練一下，但我不會明說確切的內容，以免被我的身體發現了。

為什麼心智應該想要系統性地、反覆地征服身體，日復一日？很多健身客會興高采烈地告訴你，那讓他們感覺比較好，至少在運動結束後。但專注健身有個比較黑暗、險惡的一面，而且這個看法十分普遍，也就是認為一個人無法控制自己的身體，就不夠格控制任何人，而典型健身客的工作有很大一部分就是在控制別人。這裡談的是一群相對菁英的人，他們比較可能是發號施令的經理人和專業人士，而不是聽令的那些。在這個階級，過重或任何明顯的不健康會帶來嚴峻的懲罰。肥胖者被僱用或升官的可能性比較小；[13]他們甚至可能被訓斥，而且必須接受公司的「保健」課程，內容可能包括（工作場所內或外的）運動、促進減重的營養輔導，若有表明的話，還可能包括戒菸課程。

傳統上，資本主義大型企業並不關心員工健康，過去甚至以罔顧自家員工健康著名——像是藍領工人接觸有害物質、員工承受令人精疲力竭的工作量，以及無分藍白領，危害身體健康的高壓。不過，在一九七〇和八〇年代的某個時間點，企業聽聞促進個人健康有可能降低在員工健康保險上的花費，這個見解最終催生如今市值六十億的產業，專門負責設立和管理企業的保健課程。參加保健課程不完全是個人選擇。有些雇主會先將健康保險員工個人給付的部分調高約五百美元，然後再為接受健康評估和後續保健法（通常包括減重目標）的雇員「免除」這筆花費。很多勞工抱怨——至少對外部研究者抱怨——企業的保健課程逼人太甚，而且過度擾人，根本就是另一個職場壓力的來源。[14]企業保健課程的推廣者宣稱，他們大幅度降低了雇主的健康保險支出，但根據智庫蘭德公司（Rand Corporation）二〇一四年做的一項大型研究發現，保健課程「對雇主花在健康保險的金額若有立即作用，也微不足道」。[15]

健康保險的普及把健身變成了一項道德要務。保險的概念是風險分攤，比較健康的人間接資助了需要醫護照顧的人，因此如果你患有疾病或體重過重，又或者只是對個人健康不夠重視，你就成了公司的累贅，甚至是國家的累贅。誠如知名醫師兼洛克斐勒基金會主席約翰．H．諾爾斯（John H. Knowles）在一九七七年所言：

> 懶散、貪吃、酗酒、疏忽駕駛、濫交和吸菸如今是全國而非個人的責任……一個人在健康方面的自由，是另一個人財稅和保險費方面的枷鎖。[16]

或借用前美國衛生教育福利部[4]祕書約瑟夫・卡利法諾（Joseph Califano）的話，「我們已經見過敵人了，就是我們自己。」[17]先不管貧窮、種族和職業對一個人的健康有高度影響，個人責任的說法意味著，稱不上健康的人活該成為人們憎惡的對象。擴大健康保險的提議一再遭到反對，說白了就是：選擇抽菸和吃乳酪漢堡那些自甘墮落的人用的醫護資源，為什麼要由我來買單？

為自己的健康負起個人責任的觀念中最值得一提的，大概是它漏掉的部分：除了環境和社會經濟因素，還有醫生和各種健康照護人員，他們大概沒預料到健身革命的出現。兩黨政策中心（Bipartisan Policy Center）二〇一四年發表的「白皮書」指出，百分之七十五的美國醫師覺得，他們在營養和運動方面的醫學訓練，不足以為肥胖相關問題的病患提供諮詢。[18]事實上，醫生和健身大師占據的世界似乎毫不重疊。我們經常會看到健身器材上印有小字，建議不要在沒有「取得體檢」前展開健身計畫，但想成為健身房會員當然無須提供體檢報告，我們也不會在健身房看到提醒人們做醫療篩檢的海報。醫生辦公室通常不會提供關於運動的研究或建議，至少我沒看過，也不會鼓勵客人負起環境責任。一位醫生可能會詢問你是否有「運動」習慣，不過當他或她聽到你說「有」，多數時候就不會再追問下去。唯有少數名人醫生例外，像是不被科學認可的「奧茲醫生」（Dr. Oz）。[19]「奧茲醫生」一次照顧數百萬名電視觀眾，提供營養和運動的祕訣，還有諸如芳療和泥巴浴等另類及「自然」療法。

此外，健身運動提倡自我提升和自我責任的核心思想，傾向把醫師變得無關緊要。當人們很容易從電視或網路獲得飲食和運動祕訣，還有誰會向大概是個弱雞的醫生請教？何不把坐在醫生候診間的寶貴時間拿去練身體？魯賓把「美國的健康革命」歸功於雅皮士——那是他脫離易皮士後擁抱的身分，他的解釋是「雅皮士不會等到生病才讓醫生替他們開藥和動手術治療；他們會主動地努力避免生病。國人自此意識到，體適能和營養是自我的責任」。[20]

在一個醫護ＤＩＹ風潮越來越盛行的世界，醫界想要維持控制的方法之一，是把醫生辦公室變成病患「健身之旅」途中的某種中繼站，一個定期檢查個人血壓、膽固醇指數，以及其他健身有成標記的地方。一九八○和九○年代，健

4 譯註：存在於一九五三至七九年之間的聯邦機構。

身迷們對此安排感到滿意，他們審慎地管理飲食和運動養生法，然後不時到醫生辦公室報到邀功討拍。但幾乎是毫無預警地，監控人們健康的工作突然間大規模自動化。某種程度的自我監測一直都在——量體重，以及糖尿病患按時檢查血糖。在二十一世紀，科技的發展使數十種變量得以不間斷、省時省力、不引人注目地受到自我監測，這些變量包括血壓、心率、攝入的卡路里、一天行走的步數，甚至心情。癲癇病患可以穿戴警告癲癇即將發作的裝置；氣喘病患會在早期發作時察覺。《富比世》雜誌在二〇一四年說，醫療裝置的市場「正熱」，[21]的確，一年後，美國消費者有三分之一至少使用某種穿戴式健康監控裝置。[22]

就像過去的健身革命，醫界對自我監測的興起同樣始料未及。多數前線執業者仍因電子病歷保存的挑戰不知所措，而且只不過是處理一個醫生能夠蒐集到的數據資料——還不是今天病患自己能得到的無盡數據資料呢。有人把自我監測設備詆毀為僅是個「玩具」，說它們沒有FDA認可，或精確度不足以作為醫療決策的根據。還有一些醫生小家子氣地指控這些設備滋長了疑病症，因為生物數據微不足道的波動都讓病患掛心。憂心健康的電腦科學家雷・庫茲威爾

（Ray Kurzweil）本想吸引醫師聽他細碎的擔憂卻被打斷，醫生說，「聽著，我真的沒時間聽這些；我有性命垂危的病患得照顧。」[23]

其他醫師態度比較正面——最著名的是心臟科醫師、遺傳學家，同時也是自我監測先鋒艾瑞克・托波爾（Eric Topol），他在二〇〇九年被《GQ》雜誌封為「科學搖滾巨星」之一。[24]他稱自我監測運動是「醫療史上最大震撼」，宣告醫師的新角色不是開藥或動手術，而是為病患建議自我監測的手機應用程式。「任何健康狀況，我們都能在你手機裡找到適合的應用程式。」他這樣對BBC說。[25]醫師仍能幫助病患理解個人設備蒐集到的不相關數據；除非那項功能也被自動化了。早已有一大堆新創公司正在開發「聚合平台」（aggregator platforms），整合從穿戴式設備匯入的各式數據，有一天，醫生可能會被徹底排除在外。

不過，對一般追求健康和體適能的人而言，像我本人，自我監測可能還停留在Fitbit的等級（幫我算每天走了幾步），醫師對新科技的態度是背書支持或譴責批評幾乎不重要。我們有自己想實現的目標和配額——爬樓梯機的待爬梯數、負重十磅或二十磅做動作的次數、使用傾斜跑步機的分鐘數——從事這些活動時，我們比較可能受到體適能網站、個人教練和其他健身客的影響，而不是任何醫護專業人士。事實上，越來越多醫師不得不向DIY風潮讓步，如今他們僱用營養和體適能「教練」。一如健身房的個人教練，他們會耐心地滿足自我照護的小事，[26]把篩檢潛在威脅的工作留給醫生。

以一種小小的英雄主義投入日常鍛鍊是很誘人的事。也許我看起來只是固執地重複同樣的例行公事，然後每天做些微小的變化，但重頭戲是心智與肌肉的隱形對抗；而在這個過程中，我是唯一有意識的參與者。我能增加股四頭肌的承重嗎？增加多少？背闊肌是不是有點懶，要怎樣才能使它們振作？在我個人的健身「旅程」中，我從丟臉的弱雞變成某種愛現鬼——接在壯碩年輕男子之後使用機器，還炫耀地把重量調高，最好是他還在看的時候就調高。我在全盛時期可以因為大腿推蹬訓練機推二百七十磅，和雙手各持二十磅啞鈴做弓箭步，吸引旁觀者的注意目光。除了會在超市店員問需不需要幫我把雜貨送到車上時輕蔑地咯咯笑，這一切對我的日常生活沒有太大影響。

然後，就在近幾年，我進入了撞牆期。我患了會暫時妨礙健康的膝蓋問題，X光片顯示問題出自用力過度，而非我這年紀一般常見的關節炎。我的下背很容易緊繃。我得培養一個不那麼和身體作對的態度，或至少學習如何「聆聽我的身體」。我據此調整例行訓練，增加伸展的健身運動。健身的思維截至目前為止鼓勵我把身體當作必須隨身攜帶的桀驁不馴主體，現在它展現出較柔軟的一面，強調「身體的智慧」，以及和身體培養某種緩和關係（détente）[5]的需要。我甚至考慮了一下瑜伽課，可能還包括冥想，然後才決定我還沒老到這地步。

真要說有什麼不同的話，健身文化變得比我最初接觸時更好鬥了。像是健身房櫃檯人員每天都會說的「鍛鍊愉快」還不夠；你應該「鍛鍊到爆」。相較於我的健身房宣傳的新主題「激爆力」，健康和力量是無聊的目標（在我看來，激爆力是透過反覆以全身甩動壺鈴來實現）。若你的健身房不夠有挑戰性，你也許可以嘗試「超極限戰士鍛鍊」（ultra-extreme warrior workout）[27]，或向P90X粉專購買一個「家庭體適能系統」，該粉專最近發了一篇推文，海報中有個線條極度分明的男性上身，而他正低著頭彷彿在禱告，下方寫著「請靜默片刻，因為我的身體不知道我接下來要對它幹嘛」。[28]或者你可以加入CrossFit，這是世上成長最快速的健身房種類，據稱也是最操體能的健身方式。「我們致力打造一套最能幫助受

5 譯註：或稱低盪，原意為緩和國家之間的緊張關係。

訓者面對任何身體意外的健身課程，」CrossFit公司自豪地說，「不僅是對未知的意外，還有不可知的意外。」[29]後面這個分類包括了活屍末日。[30]心智主宰身體的奮鬥，已成為了一種致命的戰鬥。

南非跑者奧斯卡．皮斯托利斯（Oscar Pistorius，如今正為二〇一三年謀殺女友案坐牢），比多數運動員有更多需要克服的地方：他的雙腿在嬰孩時期就從膝蓋以下截肢。但他成功獲得殘障奧運和奧運的雙料冠軍。他背上的刺青是一段修改過的〈哥林多前書〉經文摘錄：

> 所以，我奔跑不像無定向的
> 我鬥拳不像打空氣的；
> 我堅決地邁出每一步；
> 我是攻克己身，叫身服我
> 我徹底收服我的身體……[31]

第五章

正念瘋

The Madness of Mindfulness

在健身追求者無休止的心智與身體鬥爭中，心智幾乎總是被想像成「好人」，是理當勝出的正派優勢方。當代健身文化賦予身體某種顧問地位：我們應該「聆聽」身體，因為身體畢竟能自力完成很多重要的事，像是從癒合傷口到培育胎兒，而無須有意識的心智下達任何指令。因此，如果你的腿後肌痛得不得了，或許該是重新校準腿部的舉重和深蹲的時候了。全方位大師迪巴克．喬布拉（Deepak Chopra）建議：

> **接受你的身體**。他總是在說話。用心聆聽。**信任你的身體**。每個細胞都和你站在同一陣線，也就是說，你有幾千億個盟友。[1]

當然，理解身體或不把身體當一回事的選擇，操之在你。誠如某健康專欄作家所言：

> 你的身體關注你。他認為你重要！如果你大部分時候都忽視自己的感覺，只是一路強行推進——身體可能會覺得你對這些溝通線路不感興趣。他會按下靜音按鈕。那沒關係，你可以之後再把音量調高回來。[2]

心智高於身體，更煞有介事的說法是，精神勝過物質。這是每個後異教信仰和哲學系統的預設立場。在公元三世紀美索不達米亞的摩尼教（吸收了基督教的諾斯底主義及佛教）裡，宇宙的一切都是「善的光明精神世界和惡的黑暗物質世界之間的對抗」，[3]這個主題在中世紀天主教會綻放出最燦爛的惡之華。教會讚揚起自我禁欲——舉例來說，聖人進食的分量好比他們在修道院小房裡找到的灰塵。為實現精神救贖，靈魂必須從肉體及其一切卑劣欲望中解脫，包括肉體會生病和腐化的傾向。今天的基督教、伊斯蘭教和猶太教儘管比過去寬容許多，通常仍要求信徒遵守一些飲食規矩和肢體上的服從動作，像是禱告時跪地拜倒，或穿著拘束的服裝。心智或精神最起碼被期待著要嚴厲管控身體懶散、貪婪和好色的衝動。一名二十世紀的厭食症患者認為她瘦弱的身體「絕對潔淨、知識過人且超越血肉之軀」，還說「我的靈魂似乎隨著身體的凋零日益茁壯」。[4]

但心智可靠嗎？一名二十世紀中葉的精神科醫師調查今日的健身文化，絕對有理由懷疑其中存在各種精神疾病——受虐狂、自戀、強迫症和同性戀傾向（這一直到七〇年代都被視為一種疾病）——每個精神疾病看起來都有專業干預的需要。即便外行人都能發現健身房偶爾會出現皮包骨厭食症患者，看到他們汗如雨下地連做幾個小時心肺訓練，不禁令人質疑心智被預設的知識優越性。如今我們進一步退兩步地開始尊重起「身體的智慧」，但心智確定是有智慧的嗎？

有個新的擔憂在過去十年間出現。我們的心智不僅會被抑鬱這類的傳統情緒失調歪曲，其基本認知力似乎也正逐漸減弱。老師、家長和心理學家注意到，孩童和成年人的專注力皆大幅下降。二〇一五年一份研究發現，一般成人注意力持續時間，已從十二年前的十二秒鐘減少至八秒鐘，比金魚的注意力持續時間還短。[5]人類的心智似乎出了大問題，問題不是出在它對世界的情緒反應（這方面一直都有點不太可靠），而是出在它感知和理解世界的能力。眾多被隨口提及的診斷中，有一項是自閉症，如今自閉包含一整個症狀「光譜」，像是亞斯伯格症、注意力缺失症（ADD）和注意力不足過動症（ADHD）——全都在症狀學上有所重疊，而且會明顯地影響學習成績。小孩在校表現不佳的家長，沒尋求醫學幫助就是不盡責。

ADD和ADHD如今是排在氣喘之後最常見的兒科診斷，有部分原因和任何真正的流行病學完全無關。製藥公司在二十一世紀的頭十年開始行銷像是阿德拉（Adderall）和利他能（Ritalin）等興奮劑，作為ADD／ADHD的治療藥物，推銷對象通常是為人父母者，甚至會直接鎖定孩童。在某個廣告中，一名母親抱著考試考到乙上的小男孩，字幕寫著「終於，他繳出符合自己程度的課業成績」。[6]在另一個廣告中，一名穿怪獸裝的孩子脫下怪獸頭罩，露出藏在底下的燦笑金髮男孩。「那裡面有個很棒的孩子，」文字寫道。「現在有個新方法可以拉他一把。」[7]有錢的父母發現，無論藥物是否有效增進成績，只要被診斷出ADD／ADHD，就能保障孩子在課堂考試時得到額外的作答時間——在申請一流高中或大學的競爭之中，這可是微小但或許相當關鍵的優勢。

不出幾年，實驗室研究發現了這個新「流行病」的可能來源。父母能看到他們孩子受手機、電腦和平板等電子裝置的吸引，就好像吃了摻鴉片的蛋糕。他們一天盯著小螢幕好幾個小時，通常在玩遊戲、看影片以及和朋友傳訊息之間不斷轉換；即便電子裝置被沒收了，也無法專心寫作業或專注在「真實世界」的任何事情上。神經科學家證實，電子裝置成癮正「重塑」人腦、耗損注意力持續的時間[8]，並降低睡眠品質。[9]事實上，從實際世界遁入訊息和推文之中的成年人會發現，同樣的情況也發生在自己身上。「分心育兒」(distracted parenting)這個新詞被用來描述幾乎無法專注在孩子身上的父母，當然啦，還不到需要每天強制施行戒斷電子裝置幾小時的程度，而且隨著學校越來越常使用筆電和平板作為學習工具，雙親不也莫可奈何？世界似乎被眾多小螢幕吞噬了。

科技癮

罪魁禍首的藏身處很容易找到——就在矽谷，或不要說得那麼明確，在創造吞噬我們大量時間的誘人裝置和社群網絡的高科技產業。矽谷不僅是問題之源，它似乎也是注意力不足流行病的原爆點（ground zero）[1]。《連線》（*Wired*）雜誌二〇〇一年刊載的一篇文章早就提出警告：在矽谷之鄉聖塔克拉拉郡（Santa Clara County），被診斷出有自閉症和亞斯伯格症的人數飆升。[10]在矽谷的成年人口中，史蒂夫・賈伯斯（Steve Jobs）無疑有問題，他時而對細節吹毛求疵，時而躲到自己的世界裡，時而展現超然的精神，時而又失控大發脾氣。有些觀察者則認為他們從目不轉睛、幾乎不受他人影響的比爾・蓋茲（Bill Gates）身上，看到一絲自閉症的跡象，而HBO節目《矽谷》（*Silicon Valley*）的劇中角色也扮演得相當「符合光譜」。群眾外包的「市井詞典」（Urban Dictionary）甚至定義「矽谷症候群」（Silicon Valley syndrome）為「專屬住在舊金山灣區一帶居民的一系列個性特點和肢體特色，矽谷症對人的影響，經常會和自閉症或海倫凱勒症（Helen Keller）[2]搞混」。[11]把以上種種和蘋果公司的口號「不同凡想」（Think different）並列觀之，你可能會推論，矽谷不單文法不好，就連思考能力都有問題。

如果人真的曾經專心過的話，對注意力持續時間縮短的擔憂越來越多這點，應該會在矽谷產生一股危機感。假設公司製造一款被譽為「奇蹟」的營養補給品，但卻被質疑該產品事實上會讓使用者變得衰弱——這大概就是科技產業身陷的處境。矽谷的企業文化不但鼓勵一種注意力不足和自我陶醉的「症候群」，而且其產品似乎把同樣的精神錯亂散布給其他人。本該把我們變得更聰明，而且和其他人類連結更深的裝置，其實會擾亂我們的腦袋，導致無時無刻連線的「網腦」(Net brain)、「心猿」(monkey mind)[3]，還有和長時間久坐相關的身體失調。當我們在推特和臉書間、訊息和超文本間、這個連結和另一個連結間轉換，神經突觸會形成，然後被活躍的不穩定性破壞——起碼神經科學家是這樣警告我們的——而這使神經元的鷹架脆弱得無法安置有分量的想法。「數位排毒營」因而誕生，讓成人花錢過沒有電子裝置的生活——也沒有酒精、性愛和麩質——以便和真實世界「重新連線」。[12]

如果是不那麼自負的產業，可能會覺得只要在手機和平板上貼警語就夠了，譬如「開車或與人對話時請勿使用」。可是矽谷「有自視甚高的毛病」，科

1 譯註：指任何大規模爆炸的中心點。
2 譯註：市井詞典拿海倫凱勒指刻意裝聾作啞忽視別人之舉。
3 譯註：佛教用語，指思緒不斷變化，焦躁不安。

技專欄作家法哈德・曼約奧（Farhad Manjoo）二〇一三年在《華爾街日報》（*Wall Street Journal*）公然回應某科技巨頭對進一步放寬管制的請求：

> 看在矽谷的分上，誰來制止這種洋洋得意的語調。大家都知道矽谷企圖征服世界。但他們若想成功，谷地居民至少也在手段上裝得恭謙一點。[13]

但謙遜不是矽谷的調調。他們不是在短短二十年內改變了——或借用他們現在愛用的動詞「破壞了」（disrupted）——娛樂、通訊、商業、購物、婚戀和幾乎一切的世界？在這個過程中，矽谷至少出了十四名億萬富翁，全國各地科技億萬富翁的數字肯定更多。華爾街和好萊塢會產生百萬富翁，但唯有在矽谷，一個沒有大學文憑的年輕人（幾乎向來都是男人）才會突然地獲得八位數字的財富。無論位在加州灣區、德州奧斯丁、麻州劍橋或紐約矽巷（Silicon Alley），矽谷是個滋養妄自尊大之人的環境，也就是科技評論家耶夫根尼・莫洛佐夫（Evgeny Morozov）口中的「解決主義」（solutionism）：一個僅以單一標準為依據去判斷問題的知識病理學。這個單一標準就是，看問題能不能以手邊既有的、俐落漂亮的科技解決之道「化解」。[14]

只要簡單「駭客」一下，沒有事情是不可能的，沒有問題是不能解決的。太空旅行？PayPal共同創辦人伊隆・馬斯克（Elon Musk）如今領導第一家民營太空運輸公司SpaceX。健康？矽谷推出能持續揭露體內運作的個人監測裝置，功能遠勝醫生辦公室。誰還需要醫生？延續對醫療的實證批評，「矽谷最備受推崇的風險投資客」維諾德・科斯拉（Vinod Khosla），大聲宣布「醫護就像巫術，僅僅建立在傳統之上」，而不是以數據資料為後盾。[15]

學點生物化學，然後對身體做點「生物駭客」還比較管用。戴夫・阿斯普萊（Dave Asprey）在面對自己的肥胖，並（不成功地）嘗試透過節食和每天鍛鍊身體九十分鐘減重時，形容自己是「擁有數百萬資產的全新樣貌企業青年」。然後他意識到：

> 我們的身體和互聯網其實沒有太大不同。他們都是複雜的系統，有缺少的、被誤解的，或隱藏的大片數據。當我用這個方式看身體，我意識到我可以拿用來入侵電腦系統和互聯網的同一個技術，學習如何駭客我的生理系

統。[16]

阿斯普萊的救命駭客手法後來成了「防彈咖啡」——含有大量融化奶油的無黴菌昂貴咖啡——現在他在網路上和實體咖啡店行銷這款咖啡。運動實在太花時間了。

講到瘋狂的生物駭客，未來學家、發明家暨暢銷書作家（談論即將來臨的「科技奇點」，也就是當人工智慧學會自我改造，然後超越人類心智的時候）雷・庫茲威爾無人能敵。和阿斯普萊一樣，庫茲威爾把身體視為一台可以持續升級的機器——確切來說是一台電腦。「我有對抗每項退化性疾病和老化的個人程式，」他寫道。「我認為，我正為**我的生化結構重新設計程式**，就像我在生活中重新改編電腦程式。」[17]他從事的唯一運動是走路，而他的營養習慣似乎是刻意不留時間上健身房鍛鍊身體。他每日攝取「大概二百五十顆」含有營養補充品的口服錠，除此之外，每個禮拜會有一天上診所，直接把營養補充劑注射到血液中。「每隔幾個月，」他繼續說，「我測試數十種營養數值（像是維生素、礦物質和脂肪）、荷爾蒙和血液中的新陳代謝副產品。」[18]

這些人想要的，可不是健康這種庸俗的目標。矽谷聳入雲霄的傲慢自大追求的是長生不死。庫茲威爾把自己變成一間會走路的化學實驗室是為了延長他的壽命，活到下一個生物醫療突破發生，假設是在二〇四〇年好了，在那之後，我們將能把數百萬設計來對抗疾病的奈米機器人載入體內。其他科技巨頭以各種不同的方式，試圖實現同一個目標。《新聞週刊》（*Newsweek*）報導：

身家數十億的PayPal共同創辦人彼得・泰爾（Peter Thiel）打算活到一百二十歲。和其他科技鉅子相比，他沒有特別貪心。俄羅斯互聯網「教父」狄米崔・伊茨科夫（Dmitry Itskov）說他的目標是活上一萬年；甲骨文（Oracle）的共同創辦人賴瑞・艾利森（Larry Ellison）覺得接受生命有限的概念「無法理解」，谷歌共同創辦人謝爾蓋・布林（Sergey Brin）希望有天能「治癒死亡」。[19]

我們至少可以含蓄地說，這些人散發強烈的特權感。有人描述甲骨文的艾利森「習慣呼風喚雨，他不認為這樣的情況有需要停止。『死亡讓我很憤怒。』他表示，說明他為什麼花費數億元資助抗老研究」。[20]如果你是世上最富有的人之一，這裡又是矽谷，所以你也應該是世上最聰明的人之一，為什麼非死不可？

控制你的心智

當永生不死都能拿來討論，大眾注意力缺乏這種小事肯定有解決之道，我說的是「解決主義」式的那種「解決之道」——便利、有市場，而且最好可透過既有辦法取得。解決之道從與數位科技明顯無關的國度進到矽谷，這個國度是宗教——確切來說是佛教。麻州劍橋受過禪修訓練的心理學家強．卡巴金（Jon Kabat-Zinn），早已提取出他心目中佛教的世俗化核心，並把它取名為「正念」（mindfulness），透過一九九〇年代晚期的兩本暢銷書加以宣揚。我第一次聽到這個單字是在一九九八年，柏克萊的富裕女房東建議我「留心」（mindful）公寓內鋪天蓋地的瑪莎史都華風裝飾，而我當然是竭盡所能地不去注意。直到向房客權利團體取回租屋保證金時，我才意識到其中可能帶有的佛教關聯。她氣呼呼地在一封信中說，像我這樣的人——妳是指租戶嗎？——壓迫西藏人，而且不尊重達賴喇嘛。

在灣區生活的同一段期間，我得知當地有錢人喜歡到蓋在山坡上的佛教寺院放鬆，他們可以在那裡花個幾千美元，用週末為僧侶們做些勞力活。佛教或一些經過修正的佛教開始在白人之間成為一種階級標誌，而尤其惹人注目的就是矽谷。矽谷明星賈伯斯在執行長們為趕流行紛紛擁抱靈性生活之前就是個佛教徒，抑或是個印度教徒——他似乎並未區分兩者。谷歌在一名公司聘請的佛教徒的領導下，於二〇〇七年開始提供「探索你的內在」訓練，促進注意力和自知之明。

不過直到二〇一〇年，正念才開始作為一種「運動」流傳開來，索倫・葛達姆（Soren Gordhamer），他是過去專門指導邊緣青少年冥想且曾是好萊塢頭號佛教徒的李察・吉爾（Richard Gere）的助理，當時葛達姆破產、離婚，而且嚴重推特成癮。他必取採取行動對付電子裝置成癮，但又絕不能威脅到引誘我們成癮的億萬富翁們。誠如《正念》（*Mindful*）雜誌後來指出的：

> 高科技的主子和領袖們還沒打算把新科技當作人類終結的起點丟到一旁——不僅因為他們不想要和自己的經濟利益作對，也因為他們相信新科

技培養出的創新互動世界……然而他們也知道，科技可能使人分心，不僅讓我們在當下心不在焉，而且轉移我們對未來何去何從的注意力。[21]

葛達姆神來一筆，找到既能凸顯問題又討好科技巨頭的辦法。當我們其他人竭力對付難纏的分心時，他宣稱發現谷歌、領英（LinkedIn）、推特和其他主要科技公司的領導人，似乎「藉由認識內在世界，指引他們工作的方向」。[22]他稱之為「智慧」（wisdom），並開始舉辦一系列稱為「智慧2.0」的年會，最初以舊金山為基地，邀請企業領袖和名人大師在年會上分享他們無比寧靜的來源，這個源頭不久後被取名為正念。

同一時間在倫敦，擁有馬戲藝術文憑的前佛教僧侶安迪．帕帝康（Andy Puddicombe），嘗試如何在普遍對宗教反感的商業階層之中，將佛教冥想技巧傳播開來。他和一個夥伴成立公司Headspace，最初專門主辦一大群人付費參與的引導式冥想會。當顧客們要求更便利的外帶體驗時，Headspace開始銷售光碟片、播客節目，最終推出一款蘋果和安卓手機都能下載的應用程式。從政治和金錢的角度來看，這又是另一個神來一筆。這使帕帝康的身家從逼近赤貧，躍升到淨值高達二千五百萬英鎊，[23]而且在「智慧2.0」之類的推動下，科技巨頭從注意力不足流行病的反派角色，變成公認的救世主。「使用科技把正念訓練傳遞給越來越科技疲憊的人口」，《快公司雜誌》（*Fast Company*）指出其「諷刺」之處。[24]暢銷心理學家丹尼爾・高曼（Daniel Goleman）更為直白地表示，「真是精明的賺錢之道：創造一個你可以解決的問題。」[25]

大眾市場的正念像個全新應用程式般從灣區推出。事實上，它完全就像一個應用程式，或說是一大票應用程式。市面上有超過五百個正念應用程式，取著像是「簡單存在」和「佛祖田」之類的名字。過去，自我提升的潮流，透過書本、勵志演說家和光碟片傳播；現在的正念則可以用智慧手機隨身攜帶。這些應用程式多數有定時冥想的功能，有些甚至只有短短的一分鐘，搭配撫慰人心的聲音、催眠的音樂，和看膩了的森林瀑布圖像。

這是把佛教斷章取義、商品化，然後榨乾佛教所有關於超越的指引。為避免人們看不清正念和科技產業的連結，一名矽谷風險投資客大肆宣傳一本開創性的正念手冊，稱之為「iPhone和黑莓機應該附贈的使用手冊」。[26]你可能覺得佛祖親自撥冗坐在菩提樹下做產品測試；「悟道」這個字不曾出現在正念的詞彙裡。

就像過去的「正向思考」一樣，今天時髦又世俗的正念，已遠遠傳到矽谷及其招牌產業之外，成為另一個無所不在到令人麻木的語言風景。除了李察・吉爾，很少名人被早期較艱苦版本的佛教吸引，但正念卻有一大群顯赫的信徒——亞里安娜・赫芬頓（Arianna Huffington）、葛妮絲・派特洛（Gwyneth Paltrow）和安德森・古柏（Anderson Cooper）皆在其列。正念在二〇一三年達沃斯（Davos）的滿場觀眾前初亮相，「智慧2.0」大會在紐約、都柏林和舊金山舉辦，參與者往往成為新思維的傳教士——他們做起自己的輔導生意，或設計自己的應用程式，將正念傳給更廣泛的群眾。最近在舊金山的「智慧2.0」主打星巴克和時裝公司艾琳費雪（Eileen Fisher）的企業代表演講，以及谷歌和臉書的一些熟面孔。安泰人壽（Aetna）送給三萬四千名員工為期十二週的課程，還夢想將課程推給所有顧客，如此一來，他們應該會在心靈潔淨後變得更健康。就連創業於十九世紀的通用磨坊（General Mills）也在公司建築內增設了冥想房，認為為期七週的課程帶來了顯著成果：

> 百分之（八十三）的參與者說，他們「每天花時間將我的個人生產力最佳

化」——比上課前高了百分之二十三。百分之八十二的人說，他們現在會特別撥出時間消除生產價值有限的任務——比上課前高了百分之三十二。[27]

不過，替其他商業界將正念合理化的是矽谷。如果正念是先在通用磨坊生根，絕不會獲得它從谷歌和臉書取得的地位；烘焙產品就是缺乏數位裝置擁有的那種威望。畢竟，矽谷是「宇宙的創新中心」，是支持者口中「最優秀聰明之人」的大本營，而且在金融海嘯把華爾街暫時打趴之際，取而代之成了最新的「宇宙主人」。正念也許源自一個古老宗教，但矽谷的核准證實它是理性、科學且有前瞻性的。

對科技產業而言，正念的最大優勢在於它似乎有堅實的科學根據；不帶有任何「嬉皮胡搞」或其他「瞎扯」。正向思考不曾在矽谷獲得太多認同，大概因為科技巨頭們相信自己無須求助就能做到（或駭客、破壞）他們設下的任何目標。正向思考的另一個問題是，儘管「正向心理學」有很多博士程度的研究，但它沒有明確的科學支持，而且事實上和「魔法思考」太像了——「只要我這樣想，就會成真。」但正念的倡導者總是能指出二〇〇四年的一項神經科學研究顯示，累計冥想超過一萬小時的佛教僧侶，改變了腦部活動的模式。[28]較短時間的冥想，至少能對新手發揮暫時改變的作用。於是，「冥想神經學」的領域誕生，矽谷抓緊機會從事迫切需要的「神經駭客」（neural hack）。透過在寺院或應用程式引導的冥想，任何人都能直接深入自己濕潤的腦組織，把它「重塑」得更鎮靜、更專注。誠如其支持者所言，正念能促進「神經可塑性」，甚至常有人說它能「催生」神經可塑性。

「神經可塑性」聽起來像個很了不起的科學術語，但那是神經元組織內在的本質，無論我們有意識地重塑腦袋與否，都不會消失。我們的所有主觀體驗，所有的想法和情緒，都會在腦內產生最起碼是短暫的生理學變化。創傷和成癮會帶來持續較長時間的改變；即便轉瞬即逝的事件都可能在腦中留下被我們當作記憶的化學痕跡。事實上，用「可塑性」描述腦組織不斷發生的轉變有點乏味：神經元透過名為「突棘」（spines）的微小膜性突出接觸彼此，它可以在幾分鐘或幾秒鐘內形成或消失。「突棘」似乎參與新突觸連結神經元的過程，神經元又維繫起不斷變化的神經放電模式結構。較頻繁放電的突觸長得比較強壯，不活躍的突觸則會萎縮。四通八達的神經元茁壯，被遺忘在角落的神經元死去。甚至有證據顯示，成年動物體內的神經元可以再生。

然而，沒有證據顯示冥想有任何特別有益身心的作用，尤其如果只是小單位的少量冥想。二〇一四年，由聯邦政府贊助、針對現存研究進行的大規模「後設分析」確立了這個論點，分析發現冥想課程能幫助對付與壓力相關的症狀，不過效力和其他干預差不多，譬如肌肉放鬆、藥物治療或心理治療。[29] 這項獲得全世界關注的研究沒理由被忽略。因此，冥想也許確實有鎮靜心神、「集中專注」的作用，但專心解一個小時的數學題，以及找朋友小酌一杯紅酒，也能發揮相同功效。我個人推薦每天花幾小時和小小孩或嬰兒相處，他們有輕易將旁人拉進自己小宇宙的魅力。至於矽谷的獨特貢獻，也就是各種正念應用程式，一份近期研究總結並做了如下表示：

> 支持那些應用程式有效的證據嚴重缺乏。我們沒看到任何隨機分派臨床試驗評估正念訓練或健康指標應用程式帶來的影響，而行動版正念應用程式的潛力還有待探索。[30]

對一個以經驗科學為依據，而且使用大量工程數據的產業而言，矽谷對正念的科學基礎不可思議地漫不經心——大概因為「神經可塑性」的概念實在太迷人了。矽谷的推理思路——或許我應該說是類比思路——如下：如果大腦可以透過有意識的努力重塑，那麼練習正念就和做身體運動一樣迫切；大腦是塊「肌肉」，而且和任何肌肉一樣需要訓練。把心智當肌肉的比喻，在正念產業裡幾乎無所不在。舉例來說，某個廣受歡迎且獲得高評分的正念應用程式「Get Some Headspace」宣傳自己是「心智版的健身房會員資格」。谷歌陳一鳴在公司的正式頭銜是「快樂的好夥伴」(Jolly Good Fellow)，他在二〇〇七年成立了谷歌的正念訓練計畫「探索你的內在」(Search Inside Yourself)，後來他告訴《衛報》(*Guardian*)：

> 若你是認為員工應該被鼓勵多運動的公司領導人，沒有人會覺得你很奇怪……同樣的事情也正發生在冥想和正念身上，因為它們如今變得科學，變得明白易懂。它們以後將被視為心智的健身。[31]

所以使正念練習變得合理的不是「科學」。科學唯一的貢獻是神經可塑性的概念，這個概念蛻變成心智好比肌肉的比喻，而後把正念衍伸比喻為某種健身訓練。我們能控制心智，就像我們能透過有紀律的運動控制身體，而且最好在一個特別的空間裡進行，譬如企業的冥想房。陳一鳴認為沒道理認為冥想房比公司內部的健身房來得怪。

當然啦，這當中有個小小的形而上謎題：負責的是誰？在健身的例子中，二元性存在於被認為具有惰性的身體，以及被想像成無形精髓的心智（住著「我」或「我們」的所在）之間。可是，如果心智也被降級為一個物質（雖然幸好是能被影響進而塑形和控制的物質），那「我」到哪裡去了？這是嘗試用心智（將其視為一個有意識的行動者）控制心智，會遭遇的其中一個矛盾。英國知名正念導師和提倡者茹比．韋克斯（Ruby Wax）以下的言論似乎點出了這個問題：

> 難的是，你的大腦不知道你的大腦出了問題。若你的腳起紅疹，你往下看就會發現。但你沒有一個備用大腦為自己的大腦做評估。你總是最後才知道——妙了吧。[32]

無論身心二元性中誰占上風，人們盼望或想要的是心智和身體透過攜手合作，能像一部有完美自我調整能力的機器般運作。自從沃特・B・坎能（Walter B. Cannon）一九三二年出版了《身體的智慧》（*The Wisdom of the Body*）以來，我們知道身體絕對像有合作的意願，書中闡明恆定性（homeostasis）的精巧機制，身體透過該機制嘗試將血糖值、血液酸鹼平衡和體溫，保持在恆定的「正常」程度。現在加入大腦，大腦有能力派個體心智去接觸化為書本、專家和互聯網的集體心智，帶回重要的新資訊：吃多點蔬菜（或薑黃，或任何時下正夯的食物）；每天運動；花時間放鬆心情。把心智與身體和最新的數據結合起來，有些數據可能來自你的自我監測設備，然後迅速下達能預先阻止任何潛在問題的指令。我想像這就是矽谷「長生不死派」在過的日子——閱讀所有健康相關資訊，然後立即應用——若能得到永生，這點代價似乎顯得微不足道。

第六章

社會脈絡中的死亡

Death in Social Context

很多染上二十世紀晚期健康「狂熱」的人，即便他們運動、注意飲食、不抽菸而且飲酒有節制，還是死了。引領我接受健身文化的女性連鎖健身房老闆露西兒．羅伯茲（Lucille Roberts），五十九歲時，很沒道理地死於肺癌，儘管她「自稱是個運動狂」，而且《紐約時報雜誌》報導說她「連一根炸薯條都不碰，更別說抽一根菸了」。[1]魯賓晚年致力於嘗試所有據稱有益健康的飲食風尚、治療和冥想系統，五十六歲違規穿越洛杉磯的威爾希爾大道（Wilshire Boulevard），兩個禮拜後傷重不治。要是這趨勢繼續下去，每個參與健身文化的人——還有每個不那麼做的人——總有一天都會死。

這些死亡案例有的著實令人震驚。《預防》（*Prevention*）雜誌創辦人，也是有機食品的早期提倡者傑羅姆．羅德爾（Jerome Rodale），在錄《迪克．卡維特脫口秀》（*The Dick Cavett Show*）時，因心臟病發作享年七十二——羅德爾的死令人更加難忘，因為他曾在鏡頭之外宣稱「決定要活到一百歲」。[2]暢銷書《路跑全集》作者費克斯相信他可以靠著每天跑步十英里，以及克制自己基本上只吃義大利麵、沙拉和水果構成的飲食，智勝當初讓他父親英年早逝的心臟問題。但他在一九八四年被發現死在佛蒙特州的路旁，死時年僅五十二。暢銷書《抗衰老，更年輕》（*Younger Next Year: Live Strong, Fit, and Sexy—Until You're 80 and Beyond*）作者之一亨利．S．洛奇（Henry S. Lodge）二〇一七年以仍算年輕的五十八歲死於胰臟癌。他的共同作者克里斯．克羅利（Chris Crowley）在一篇訃聞中寫道：

> 我想人們會質疑：他的早逝難道不會削弱書中的假設？不會，一點也不會。我們總是說，我們提倡的生活方式——也是亨利嚴格遵守的生活方式——在種種好處之外，還會降低死於癌症和心臟疾病的五成風險，但並非徹底消滅。你可能運氣不佳，「滑雪撞上樹」或「腦袋瓜裡長了顆橘子」，誠如（我們的）書所說的。[3]

讓知情者更惶恐的是洛克斐勒基金會主席諾爾斯的英年早逝，他就是後來被稱為健康「個人責任說」宣言的頒布者。多數疾病都是自找的，他主張疾病是「貪吃、酗酒、疏忽駕駛、濫交和吸菸」，[4] 以及其他不良選擇的後果。「健康是一種『權利』的觀念，」他寫道，「應該被個人有道德義務維持自身健康的觀念取代。」但他在五十二歲死於胰臟癌，導致一名醫師評論家說「顯然健康出問題，不總是我們的錯」。[5]

即便如此，我們認定任何早逝者都該接受某種生物道德解剖：她抽菸嗎？酗酒嗎？吃太多脂肪、太少纖維嗎？換句話說，她的死是不是自己造成的？當兩位英國藝人大衛・鮑伊（David Bowie）和艾倫・瑞克曼（Alan Rickman）雙雙在二〇一六年年初因美國主要報紙報導的「癌症」而過世，部分讀者抱怨訃聞有責任透露他們死於何種癌症。[6] 表面上，這些資訊有助於促進對相關癌症的「疾病意識」，就像福特夫人坦承確診罹患乳癌，幫助乳癌去汙名化。這麼做毫無疑問也會引發對死者「生活方式」的指指點點。大衛・鮑伊在世時若沒抽菸，還會死嗎？——但我們也該指出，六十九歲已經算是還不錯的壽命了。

蘋果共同創辦人賈伯斯二〇一一年死於胰臟癌一事持續引發熱議。他對食物相當挑剔，只吃裸食純素的食物，特別是水果，即便醫生建議他吃高蛋白和脂肪的飲食幫助補償胰臟功能衰竭，他也拒絕偏離裸食純素的路線。他的辦公室冰箱擺滿了Odwalla即飲果昔；他試圖對非純素的同事傳教還因此惹惱他們，傳記作家華特・艾薩克森（Walter Isaacson）指出：

有一次和蓮花軟體（Lotus Software）的董事長米奇・卡普爾（Mitch Kapor）用餐時，賈伯斯震驚地看著卡普爾在他的麵包上塗奶油，然後問說，「你難道沒聽過血清膽固醇嗎？」卡普爾回覆，「我和你做個交易。你不要來評論我的飲食習慣，我也不談論你的個性。」[7]

純素主義的捍衛者辯稱，他的癌症可能源自偶爾會吃蛋白質（有人說他吃過一次鰻魚壽司），或年輕時修電腦接觸到了有毒金屬。然而，我們可以說，殺死他的是果食主義的飲食：從新陳代謝的角度來說，水果組成的飲食等同糖果組成的飲食，只不過他吃下肚的是果糖而不是葡萄糖，導致胰腺被迫持續產生更多胰島素。至於個性問題——近乎躁狂抑鬱的情緒波動——若說是頻繁的低血糖導致也不過分。附帶一提，六十七歲的卡普爾在我寫作此書時仍舊健在。

同樣地，只要發揮點創意（或不良意圖），幾乎任何死亡都可以怪罪於逝者的某些失敗或過錯。費克斯跑步首次感到胸痛和緊繃的時候，肯定沒有「聽他身體的話」；要是魯賓不那麼自顧自的，他也許會在過馬路前看看左右來車。人類的腦袋大概就是會這樣運作，總之每當有壞事發生或有人去世，我們就想尋求解釋，而且偏好一個包含有意識行動者的解釋，譬如神明或精靈、惡人或忌妒的泛泛之交，甚至是死者本人。我們看偵探小說不是想看清宇宙毫無意義，而是想知道，只要有充分資訊，一切都有它的道理。

當品行和罪孽程度各不相同的數十萬人遭遇大規模災難，通常需要強大的超自然解釋。歐洲歷史上最令人困惑的災難之一，是一七五五年將里斯本夷為平地的大地震。第一震發生在諸聖節的清晨，摧毀許多城裡的建築。地震之後，三十九英尺高的海嘯橫掃滿是發了狂的地震生還者的街道，而後民宅的壁爐又因人們上教堂做禮拜無人看管，引發通天大火。總共算起來，喪命者介於三萬到六萬之間，估計範圍之寬鬆，反映人們無意計算死者數量的事實。

有一場更早的城市浩劫發生在公元七九年，維蘇威火山爆發的熔岩將羅馬龐貝城活埋，但卻沒有引起任何說教，可能因為當時流行的神祇不是人們的道德典範。朱庇特、朱諾和萬神殿的眾神虛榮、善變，而且往往對人類的苦難毫不在乎。但到了十八世紀時，異教的眾神全被單一的一神信仰神祇取代，這個神不僅全能，而且全善。這是個棘手的組合，也是「神義論」（theodicy）神學難題的根源：如果主是至善的，祂怎麼會讓壞事發生？虔信者急著斷言，若祂將里斯本夷為平地，肯定是因為里斯本作惡多端。這可能也是符合現實的評斷，一名史學家表示，在大地震前，里斯本的女修道院通常也充當妓院[8]——不過，大教堂和當地宗教裁判所總部也跟著罪惡淵藪之地倒塌、焚毀，使這道德報應說變得有點複雜。

史學家亦看出里斯本大地震有美好的一面：它促使新的知識時代到來，也就是啟蒙時代。虔信者辯論在這個應致力於禱告和懺悔的時候，是否值得花力氣重建上帝明顯意圖摧毀的城市，法國哲學家伏爾泰（Volraire）發表了一篇長詩，否定了世上有善神的觀念：

你能歸罪襁褓嬰孩

讓母親的乳房流血嗎？
墮落里斯本的傷風敗俗比巴黎
更多，充滿感官逸樂的巴黎？
倫敦的驕奢淫逸少了嗎，
在奢侈享樂為王道的倫敦？[9]

伏爾泰在自家實驗室裡涉獵了化學和物理學，他主張地震是「自然因素」（natural causes）的結果，透過耐性觀察終能理解。板塊構造理論直到二十世紀才興起，人們至此終於得知星球的表面是不穩定的，是由一塊塊會移動的拼圖組成。但伏爾泰的貢獻在於證實一七五五年大地震的屍橫遍野並無道德教訓在其中。那是一場意外。

然而，在里斯本大地震及隨之而來的哲學辯論過去將近三百年後，我們又重操舊業，剖析起毀滅死者的道德缺陷。他們是不是忽視重要的宗教儀式和禁令，替換成當代的剖析則變成，他們是不是有抽菸和吃肥滋滋的肉？我們能從他們的生與死，學到哪些幫助我們不要重蹈覆轍的教訓？

十八世紀和二十一世紀的知識基礎之間，無疑有顯著差異：我們的祖先假設人類面對嚴苛又全能的上帝時手足無措，上帝可能突然間隨意殺死成千上萬人，但在今日的預設立場中，人類幾乎無所不能。我們可以，起碼自認為可以，從細胞和化學的角度理解疾病生成的原因，因此應該能夠透過遵循醫學立下的規矩避免生病：拒菸、運動、接受例行性醫療篩檢，以及只吃時下觀念認為健康的食物。任何沒照著做的人，形同自己找死。或者換個說法，如今每個人的死亡，都能被理解為自殺。

開明的評論者不贊同這個觀點，認為那是某種形式的「責怪受害者」。在《疾病的隱喻》（*Illness as Metaphor and AIDS and Its Metaphors*）裡，蘇珊・桑塔格（Susan Sontag）反對對疾病做暴虐的說教，指出疾病越來越被描繪成一種個人的問題。她說，人們學到要「注意口腹之欲。妥善照顧自己。不能放自己自由」。[10] 她指出，就連沒有明顯生活方式關聯的乳癌，也能被歸罪於一種「癌症性格」（cancer personality），有時被定義為心裡藏著壓抑的憤怒，這樣的人大概可尋求心理治療的幫助。即便主要的乳癌倡議團體也沒對可能的環境致癌物，或激素代替療法等致癌醫療體系多做評論。一九九八年的英國官方健康「綠皮書」總結，「就看個人要不要選擇改變自己的行為，過更健康的生活。」[11]

當富人竭誠服從最新的健康生活規定——在日常生活中增添全穀物和健身時間——不那麼富裕的人，多數時候被困在舒服、不健康的舊生活泥淖中，繼續抽著菸，享受他們的平價美食。窮人和勞工階級抗拒健康風潮有一些很明顯的理由：健身房會員資格並不便宜；「健康食品」通常比「垃圾食物」花錢。隨著階級分道揚鑣，認為下層階級刻意過得不健康的新刻板印象，迅速和他們都是大字不識幾個的粗人的舊刻板印象混在一起。我在為提高最低工資做倡議時就親身見識過。富裕的聽眾可能同情藍領工人微薄的低薪，但他們往往想要知道「為什麼這些人不好好照顧自己」，譬如為什麼他們要抽菸和吃速食？對窮人的關心通常帶有一絲批評。

還有蔑視。英國名廚傑米．奧立佛（Jamie Oliver）在二〇〇〇年代自告奮勇，決定改變大眾的飲食習慣，首先從學校營養午餐做起。他用通常會出現在稍高檔餐廳的菜單品項（譬如新鮮葉菜和烤雞），取代披薩與漢堡。但這個實驗失敗得一場糊塗。在美國和英國，學童們把健康的新營養午餐丟進垃圾桶，不然就是一腳踩扁它。母親們從學校柵欄遞漢堡給她們的孩子。行政人員抱怨新餐點大幅超出預算；營養學家指出餐點的卡路里嚴重不足。奧立佛反駁說，人們應該了解一般「垃圾食物」透過化學加工，提供鹽、糖和脂肪的成癮組合。不過，他下戰帖之前根本沒事先研究當地人的飲食習慣，而且似乎沒花心思考慮如何有創意地改良那些飲食習慣，大概也是落得如此下場的原因之一。在西維吉尼亞州，他當著眾人的面，說一名地方媽媽平常給她四個孩子吃的食物會「害死」他們，讓對方哭了出來，也讓父母們自此和他疏遠。[12]

吃錯食物當然可能會有不幸的後果。但什麼是「錯的」食物？在一九八〇和九〇年代，有教養的各個階級全面抵制脂肪，提倡低脂飲食，記者蓋瑞・陶布斯（Gary Taubes）論稱低脂飲食替「肥胖的流行」鋪路，因為人們為追求健康放棄了乳酪塊，卻改吃低脂甜點。[13]指稱膳食脂肪和健康不佳有關聯的證據向來不太站得住腳，但階級偏見勝過證據：富含脂肪的油膩食物是窮苦無知粗人的食物；社會地位比較優越的人只吃乾巴巴的義大利脆餅和脫脂牛奶。其他營養素也隨著醫學見解的轉變，一下被追捧，一下又變得過時：事實證明高膳食膽固醇，像是牡蠣裡的膽固醇，其實不是個問題，而且醫生已不再推薦年過四十的女性吃鈣片。越來越多人視糖和精緻碳水化合物為主要健康殺手，譬如漢堡的麵包。若你吃漢堡薯條配大杯含糖飲料，大概過兩個小時，等到高糖效應退去之後就會餓了。餓了之後若吃更多漢堡薯條配大杯含糖飲料，你的血糖可能會永久性地升高，導致我們所謂的糖尿病。

速食被認為是無知者的食物，被貼上特別的譴責印記。電影工作者摩根·史柏路克（Morgan Spurlock）刻意一個月三餐都吃麥當勞，並記錄自己體重增加二十四磅和膽固醇飆升的過程，拍出了著名的《麥胖報告》（*Super Size Me*）。我也曾因便宜易飽而吃過好幾個禮拜的速食，但這沒有對我造成可察覺的不良影響。不過，我必須特別指出，我是有選擇性地吃速食，不碰薯條和含糖飲料，但吃雙倍的蛋白質。後來某著名食物作家就速食的主題電訪我，我一開口就提到了我的最愛（溫蒂漢堡〔Wendy's〕和大力水手炸雞〔Popeyes〕），但他覺得所有速食店都沒差。他想要的是對速食這個飲食分類的評論。對我而言，這像是問我對餐廳有什麼看法。

白人死亡潮

若食物選擇界定了階級的差異，抽菸則是把階級阻絕在外的防火牆。抽菸的人在幾乎每個工業國家都形同被社會遺棄之人，幾乎就像是鬼祟的告密者。我成長的一九四〇和五〇年代是另一個世界，那時香菸不僅能慰藉寂寞，還是一種強大的社會黏著劑。人們在酒吧、餐廳、工作場所和客廳互相請菸，為彼此點火，無論在室內或戶外，幾乎到了有人的地方就有菸味的程度，成了一種家的氣味。在約翰·史坦貝克（John Steinbeck）一九三六年的小說《勝負未決》（*In Dubious Battle*）中，憤世嫉俗的年長工頭請年輕的移民工人抽剛捲好的菸，順便給他一些提點：

> 你要開始抽菸。抽菸是個不錯的社交習慣。你這輩子得和很多陌生人說話。請人抽菸，甚至向人要根菸，是我所知能最快讓陌生人卸下心防的方法。而且若有人請你菸但你拒絕，很多人會覺得被冒犯。你最好開始抽菸。[14]

我的雙親抽菸；我有個祖父能單手捲菸；我的阿姨在我青春期的時候教我抽菸，後來她死於肺癌。政府似乎是贊成抽菸的。一直到一九七五年，軍隊才停止將香菸包含在糧食配給裡。

隨著比較富裕的人放棄這習慣，反菸戰爭（總被呈現的像全然善意的意圖）開始變得像是一場對付勞工階級的戰爭。當雇主提供的休息室禁菸，工人只好到戶外忍受風吹雨打，他們總是靠著牆為香菸擋風。當勞工階級的酒吧紛紛變成無菸酒吧，他們的顧客只好三三兩兩私下喝酒抽菸，幾乎沒剩太多室內場地能讓他們聚會聊天。不斷上漲的香菸稅對窮人和勞工階級傷害最大。在街上買單枝香菸是他們的出路，但奇妙的是這些「散菸」在大部分地方都不合法。一名史坦頓島居民艾瑞克・賈爾納（Eric Garner）在二〇一四年就因犯下此罪被市警鎖喉致死。[15]

人們為什麼抽菸？最常見的解釋是同儕壓力讓人開始抽菸，這點史坦貝克的小說可以為證，而後尼古丁的成癮性則讓他們沒有太多選擇。抽菸本身的愉悅不太有人探索，彷彿光是提一提就會削弱反菸的初衷。二〇一一年有篇專欄文章是個例外，一名記者帶種地主張：

> 我愛抽菸，我喜歡菸在飯後或配調酒的味道，我喜歡它能抵擋無聊，我喜歡在汗流浹背的熱天抽，也喜歡在冷冽的冬夜抽……說到底了，抽菸的儀式和習慣，更別說裡面還有尼古丁，令我感到平靜，令我放鬆。[16]

尼古丁會活化大腦的「獎勵迴路」(reward pathways)，以至於重新活化這個迴路成了一種自我撫慰，一種抵銷壓力和過勞的方式，偶爾還能化解無聊。我曾在休息室還准許抽菸的年代做過餐廳的工作，很多工人放任菸灰缸上的菸就這麼燃著，好讓他們能在忙裡偷閒時免去重新點菸的麻煩，立刻吸上一口。他們做的一切都是為了老闆或顧客；抽菸是他們為自己做的唯一一件事。在少數探討人為什麼抽菸的一份研究中，英國社會學家發現，抽菸在勞工階級的女性之間與更大的養家責任有關——而這再度透露出某種挑釁式的自我撫慰。[17]

「壓力」這個概念在二十世紀中葉被製造出來時，人們注重的是管理階層的健康，因為他們的焦慮大概勝過無須做重大決定的體力勞動者。然而，事實證明，人們感受到的壓力多寡（這可用血液中的壓力荷爾蒙皮質醇來測量）會隨社經地位下滑而增加，承受最大壓力的是對工作最沒掌控權的那群人。在餐飲業，壓力集中在必須即時回應顧客要求的人身上，而不是坐在企業辦公室討論未來新菜單的人。在工作場所的壓力之外，還有貧窮帶來的種種挑戰，兩者相加就成了高度抗拒反吸菸宣導的組合——就像琳達．提拉多（Linda Tirado）報導自己身兼兩份工作還要養兩個小孩的低薪工人生活：

> 我抽菸。抽菸很花錢。抽菸也是最棒的選擇。是這樣的，我總是毫無例外地精疲力竭。菸給我刺激。當我累得無法再多走一步時，我可以抽根菸，然後再做上一小時工作。當我被激怒，或被打倒，或沒辦法再完成一件事時，我可以抽根菸，然後會覺得好一些，哪怕只是一分鐘。這是我唯一可享有的放鬆。[18]

低薪工人的壓力絲毫沒被紓解。相反地，若過去標準的藍領工作是一週四十小時、年休兩個禮拜、享退休年金和健康保險，對藍領的新期待則是視雇主需求隨時待命、沒有補助津貼或任何保障。有些調查如今發現美國零售業工作者絕大多數沒有固定工時[19]——雇主想要他們時，他們就得上班，而且無法預測自己每個禮拜能賺多少錢，甚至每天能賺多少都不確定。隨著「即時化」排班的興起，工作者根本不可能提前計畫未來：你有足夠的錢繳交房租嗎？誰照顧小孩？而雇員「彈性」造成的後果可能和隨機電擊籠中的實驗動物一樣有害身心。

人口學家在二十一世紀的頭十年注意到，美國貧窮白人的死亡率出乎意料地小幅上升。這情況理當不該發生。將近一個世紀以來，令人寬慰的美國敘事總是在說，更好的營養和醫護會保障所有人活得更久。這情況尤其不該發生在白人身上，相較於有色人種，他們占盡優勢，向來擁有較高收入、較好的健康保險資源、住在比較安全的社區，而且不像深色皮膚的人得每天遭受侮辱和傷害。但黑人和白人預期壽命的差異卻逐漸縮小。起先，部分研究者不覺得貧窮白人越來越高的死亡率有什麼好吃驚：窮人的健康習慣不是本來就比富人差嗎？他們不是愛抽菸？

根據《紐約時報》表示，第一批注意到死亡率差距的經濟學家亞崔安娜・

雷勒斯慕尼（Adriana Lleras-Muney）提出的說法是「作為一個群體，教育水準較低（而且因此大抵比較貧窮）的人，越沒有能力為未來做計畫，以及會延遲享樂。倘若如此，那或可解釋教育水準較高和較低族群間的吸菸率差異」。[20] 幾年後，另一名研究者、智庫蘭德公司的經濟學家詹姆斯·史密斯（James Smith）擴充這個觀點：窮人似乎沒意識到「很多你可能會做的事沒有立即的負面影響——飲酒過度、抽菸和嗑藥（給人短暫的快樂）——但實際上，它將在日後害死你」。[21]

換句話說，貧窮的美國白人正在自殺，而這可不是單純的數據回落（blip）。在二〇一五年年末，英國經濟學家安格斯·迪頓（Angus Deaton）和經濟學同僚安妮·凱思（Anne Case）的共同研究贏得諾貝爾獎，顯示富裕和貧窮白人男性之間的死亡率差距正逐年擴大，白人女性間的差距則比較小。幾個月後，「布魯金斯研究院（Brookings Institution）的經濟學家發現，一九二〇年出生的男人，收入前百分之十和後百分之十的預期壽命差了六年。這個差距在一九五〇年出生的男人之間是十四年，增加了比一倍還多。」[22] 抽菸僅占額外死亡的五分之一到三分之一。其餘顯然是死於酗酒、鴉片類物質成癮，和真正的輕生——而不是以不明智的生活選擇象徵性地自殺。

但為什麼貧窮的美國白人死亡率會超標？過去幾十年，任何膚色的勞工階級都過得不太好。在我成長歲月的美國，有肩膀的男人（有工會撐腰更好）可以合理地期待不靠大學學歷也能一手撐起家庭生計。到了二〇一五年，那樣的工作早已不復存在，僅剩下過去被丟給女人和有色人種的那些，像是零售、景觀園藝和貨運駕駛這些領域。這意味著收入占白人後百分之二十的那群人，他們所面對的物質境況，和貧窮黑人長期習慣的相差無幾，包括不穩定的就業，以及擁擠、有害健康的起居空間。當我的大家族中有位成員需要借錢繳房貸時，我很訝異地發現她的家不是一棟房子；她和另外兩個家人住在一個拖車屋裡。貧窮白人向來有著比上不足、比下綽綽有餘的慰藉；種族征服是他們安身立命的磐石，即便他們本身的日子越來越糟糕。那微弱的寬慰正在萎縮。

白人自殺比黑人更有效率，背後也有一些實際的理由。其一，他們比較可能有槍，而且白人男性偏好用槍自殺。其二，醫生比較常開強效鴉片類止痛藥給白人，多過開給有色人種，此舉無疑有部分是基於把非白人當嗑藥成癮者的刻板印象。疼痛是藍領勞工階級之間的流行病，舉凡女侍到建築工人都有疼痛的毛病，而且很少人會年過五十還沒有任何膝蓋、背部或旋轉肌群方面的明顯損傷。二〇一一年，美國疾病管制中心（Centers for Disease Control and Prevention）宣布鴉片類藥物「氾濫成災」，而受害者多為白人。[23]隨著鴉片類藥物變得越來越貴並受到嚴格管制，使用者往往就改用海洛因，但海洛因強度不一，很容易導致意外用藥過量。

美國白人目前經歷的死亡潮，很難找到歷史類比。最接近的一個例子大概是和蘇聯共產主義瓦解有關的男性預期壽命驟減。隨著工作消失，以及舊的社會福利措施基礎建設（免費的醫護和教育）在一九九〇年代崩壞，俄羅斯男性的預期壽命從六十二歲降至五十八歲；女性在七十四歲左右徘徊。[24]其他後共產主義時代的國家並未有如此驚人的轉變，一部分是因為他們不像蘇聯，接受了國際金融機構開給他們的「休克療法」（shock therapy）[1]。誠如美國的例子，從其中「生活方式」的因素不難看出，共產主義的瓦解導致酗酒和喝酒相關的死亡

1 譯註：美國經濟學家傑佛瑞．薩克斯（Jeffrey Sachs）把這個醫療術語引入經濟領域，形容他受聘擔任玻利維亞政府經濟顧問期間採取的種種措施，儘管在玻利維亞收到了令人難以置信的奇效，但在俄羅斯的實行是失敗的。

急遽上升。

或者，若要做更全球化且嚴肅的類比，我們可以回想歐洲擴張主義在十六世紀到二十世紀，且至今仍未停止的致命後果。在這「跨越好幾世紀、遍及全世界的滅殺單一脈動」中[25]，無論是被子彈、疾病或大規模驅逐殺害的原住民約有五千萬人。[26]但當射殺停止，倖存者往往在餘生受一個致命的無奈折磨，於是借酒澆愁、抑鬱不振，而後自我了斷。這就是人類學家克勞德．李維史陀（Claude Lévi-Strauss）一九五五年《憂鬱的熱帶》（*Triste Tropiques*）的背景：重傷的原始文化，習俗、儀式或傳統生計手段被剝奪，因遭遇西方變得無精打采而頹廢。倡議團體「文化生存」（Cultural Survival）報告指出：

> 在整個西半球，原住民族的酗酒和自殺率居高不下。大洋洲和俄羅斯北部的民族，以及台灣原民也有相同情況。此外，我們可以有把握地推測，錯置（dislocation）、流行病、人口減少和征服，使任何地方的原住民族成為抑鬱症和焦慮的高風險族群。[27]

就像二十世紀俄羅斯工人或十九世紀波里尼西亞人，過去能期待擁有一份薪水不錯的穩定工作的美國勞工階級——起碼其中的白人——生活方式已經完全走了樣。

在目前的政治對話中，貧窮美國白人反常的死亡率經常被更大規模的經濟不平等問題覆蓋，或被混為一談。直到不久前，美國在健康和死亡率方面，與其他先進國家相比的任何短處（譬如美國新生兒驚人的高死亡率），都能被歸因於「多樣性」：美國的數字是被至今依然貧窮的少數族裔拖累了，起碼我們聽到的說法是如此。但顯然種族不能解釋一切，貧窮本身就會縮短壽命。事實是，在過去四十年、甚至過去五年內，貧富差距急遽地擴大，今日美國最富有的百分之一人口擁有百分之三十五的國家淨值。[28] 無論多麼令人不安，窮人的拖車屋公園、廉價公寓和帳篷城市，和富人有頂樓豪華公寓的高樓大廈共存。

事實上，不僅在美國，還有其他財富分配高度不均等的社會，譬如英國和以色列，貧富之間的差距擴大到光是「健康」（health）一詞，已不足以描述曾被認為是舉世公認可取的生物狀態。越來越兩極化的經濟情況需要使用更模糊且有彈性的「保健」（wellness）概念。在財富和收入光譜較低的一端，「保健」是以如今有約半數雇主提供的企業保健課程形式呈現。其中包括公司內部的健身房，到要求員工定期測量血壓和ＢＭＩ等數據的監控計畫。不參加或不遵守減重目標，可能代表要被迫付較高的健康保險費，甚至罰金，不過沒有證據顯示這樣的課程真的改善了員工的健康，或減少了雇主的花費。[29]

但撇開鎖定零售和中階白領員工的嚴苛公司課程，保健主要是富人的地盤，被健身產業描述為一種「奢華的追求」。《Vogue》雜誌的線上平台Style.com更進一步，宣告保健是「新的奢華地位象徵」，光是攜帶瑜伽托特包和一瓶綠色蔬果汁就能展示。保健作為地位象徵的好處是，比起毛皮和鑽石，它比較不會激起較低階層的忌妒，而且保健的活動發生在像是私人健身房和水療會館等門禁森嚴的空間，不太會被人看見。全世界有數百數千間奢華保健度假中心（儘管它們當中有些可能是傳統度假中心，為行銷目的才附加「保健」這個詞）。度假中心有的有雄心壯志，提供遠比區區「健康」更全面的東西；健康仍帶有舊定義中「沒有疾病」的汙點。所有已知的自我提升方式皆可任君挑選：瑜伽、魯爾夫治療法、排毒、太極和冥想，外加更深奧的熱石按摩、「聲音治療」（通常是用西藏頌缽），以及「光療」。在「度假地」保健度假中心，風景，甚至當地原住民都可能被納入療癒過程：

> 我們的私人量身訂做保健靜修，將在世上最令人屏息讚嘆的地方，重新連結你和你的身心靈。我們邀請你參加卡拉哈里薩滿主持的神聖儀式，在古老印地安神殿上私人瑜伽課重新找到身體的平衡，在不丹和僧侶一同誦經重新找回注意力，同時參加按摩、靈氣（Reiki）等療程，並浸泡在日本鄉間各地的奢華溫泉之中。無論你是在喜瑪拉雅山腳下冥想，或在波扎那鹽盆裡平靜地獨處，我們的保健假期將帶你踏上一場有目標、充滿力量且煥然一新的冒險。[30]

沒有一個統一的理論支持這些以保健之名提供的各種練習和介入。但廣告文案讀得夠多，你就會看出其中的共同主題，關鍵詞是「和諧」、「整體性」和「平衡」。某種程度上，這裡面有一種哲學，也就是整全觀（holism），衍生出了我們熟悉的形容詞「整全的」（holistic）。身心靈、飲食和態度，一切都相連，而且必須加以校準才能發揮最大效能，無論是得到「力量」和「個人重生」，或單純減個幾磅體重。因為社會不公平，人類世界也許到處都是衝突，但個人的體內務必禁止衝突。為什麼？當然是為了感到健全，感到健全形同感到有力量。用更機械的術語來說，保健是再造自己成為史上最完美自我修正機器的方法，變得能夠設立目標，然後以堅定決心朝目標前進。索倫・齊克果（Søren Kierkegaard）在一段著名禱文中寫道，「清心志於一事」，[31] 雖然他口中的那一事指的並不是更強壯的四頭肌。

第七章

衝突與和諧的戰爭

The War Between Conflict and Harmony

如果身體——或稱「身心」，或組成我們每個人的管他什麼東西——莫名地「想要」像一個統一的整體般運作，那用意識去控制它應該很容易。我們只需要用心智鼓勵這個朝向整體性的自然欲望，然後在冥想、瑜伽姿勢，以及謹慎的節制飲食的幫助下，保健必然成功。事情就是這麼簡單。

保健和整體性的概念最初在一九七〇年代跟著廣藿香（patchouli）的嬉皮氣味，飄進了美國文化——所以後來才會把一些不尋常的作為貶稱是「嬉皮胡搞」。在健康方面，舊典範是科學還原論：想要了解某個東西，首先你必須把它拆解，然後使用像是解剖、顯微放大和將組織拆離成次細胞碎片等技術，研究其組成成分。新典範由一九六〇年代的反文化提倡，不過也可以說是愛默生（Emerson）和許多東方與歐洲的神祕主義者促成的，它注意的是各個成分之間的相互連結，也就是整體，而越來越多人認為整體「不只是部分的總和」。在某些說法中，整個宇宙被描述成一個包含我們每個人（至少包含我們的靈魂）的單一實體——和充滿數學的還原論科學老古板相比，這觀點似乎和東方神祕主義及新興迷幻藥文化比較一致。根據反文化編年史家西奧多·羅斯札克（Theodore Roszak）表示，嬉皮和花的孩子的目標，不啻是「顛覆科學的世界觀本身」。[1]

我們可能覺得反文化是一種無拘無束的哲學立場，和控制這概念本身截然不同，但整全觀開啟了一個新的控制途徑——由心智對身體施加控制。在還原論看來，心和身是不連通的；就連在同一個句子中同時提到兩者是否恰當都有待商榷。不過，從整全的觀點來看，心智和身體是連續的，幾乎構成了一個單一的物質，也就是「身心」，可透過有意識的企圖進入。想要解釋身心連結到底如何運作，困難到可說是滑稽，以《整合的整全健康、療癒和蛻變》（*Integrative Holistic Health, Healing, and Transformation*）書中的一個段落為例：

> 當心智充滿負面想像，產生焦慮和抑鬱的神經肽就會誕生。此外，（大腦）

邊緣系統被困在不間斷的負面反饋循環，會導致杏仁核影響來自律神經系統的交感反應，造成身體變化，提醒個體過去的創傷，因而產生更多會影響杏仁核的焦慮和想像等等。[2]

你若看不懂上面這段話，別擔心。撇開這段引文的句法雜亂，我要特別指出，除了極端壓力會造成的一些後果，負面想法會影響健康或樂觀者比悲觀者長壽，都是沒有扎實證據的說法。（可參見我的作品《失控的正向思考》。）儘管如此，作者對我們保證「參加整全健康課程，或求助於整全健康實踐者，往往會讓我們重拾控制和希望的感覺，而這本身就能強化身體對抗疾病與保持健康的能力」。[3]我想，一張護身符的效果大概也差不多。

新的整全觀典範並未伴隨新的發現或科學見解。它不是基於一種理論，而是基於一種感性，而這種感性到了二十世紀末已從另一種氣質與反文化大相逕庭的事物中獲得了一定程度的合理性。這裡說的是「系統分析」（system analysis），一種最初流行於企業管理領域的風潮。要不是我在紐約市立預算局做過幾個月的「程序政策分析師」，否則絕不可能聽過這個東西。從沒有人對我解釋這個頭銜和「系統分析」到底是什麼意思，蘭德公司幫市政府建立系統分析程式，而後似乎根據量化數據參與決策，盡可能越「系統化」越好。（不過，市長辦公室隨時可能產生新的政治優先考量，否決規畫師有堅實邏輯和數字的建議。）系統分析的關鍵見解是認為人類組織，諸如軍隊、政府和企業都是「系統」或「複合系統」，人類身體也是如此，因此所有的部位應該要一起考量。

說來古怪，儘管一切整全事物都流著反文化的血液，系統分析的頭號提倡者卻是個絕對沒有迷幻或神祕經驗的男人——甘迺迪和詹森兩任總統的國防部長羅伯．麥納馬拉（Robert McNamara）。麥納馬拉從福特汽車公司被挖角出任國防部長，起初他對五角大廈的**雜亂無章**不可置信，陸軍、海軍等不同軍事單位在幾乎沒有集中控制的情況下，彼此競爭資源。他的解決之道是引進「程序政策預算系統」，我後來在紐約市預算局使用的系統就是以此為範本。誠如在預算局，該系統在軍隊裡大致被詮釋為重視量化目標和計量，而其中最出名的就是「死亡人數統計」。於是更加諷刺的是，對軍隊規畫的理性改革為美國在越南不可理喻的戰爭效力，而這改革約略和反文化對整體性的渴求同時發生。

化學家暨大氣科學家詹姆斯．洛夫洛克（James Lovelock）一九七四年提出的蓋亞假說（Gaia hypothesis）大概是系統分析最引人注目、也錯得最引人注目的應用。蓋亞假說主張地球和所有地球上的生物構成一個單一「系統」，是一個會自我調節的生命系統，在其中，各個零件（譬如人類或海藻）彼此互動，使地球適合生物棲息；受到越來越普及的生態學影響，加上從太空拍攝的第一批地球照片，讓人直覺地認為這假說頗為合理。太空中藍色星球的雄偉畫面象徵一切良善和可取的概念——整體性、統一性、生態、相通性、和平、和諧。藍色星球也成了《全球目錄》（*Whole Earth Catalog*）的封面，這本雜誌介紹有效的工作術、戶外裝備，以及想自給自足的嬉皮和怪咖需要的DIY科技。人類是地球代表的那個更大整體的次單元（subunits），但很不幸地，蓋亞這運作順暢的系統還沒想出如何補償人類對化石燃料的恣意消耗。

系統分析若不能為整體性新典範提供科學支持，至少也幫忙強化了它的文化正當性。誠如Encyclopedia.com告訴我們的，三個句子中就出現了十次「系統」這個詞，系統的觀念無所不在，而且似乎擁抱任何形式的整體性：

> 二十世紀下半葉期間，和**系統**搭配的綜合體變得隨處可見。生物系統、商業

系統和政治系統紛紛加入了計算機和作業系統的行列。系統管理、系統醫學，以及把地球看作一個系統的專業領域，補充了系統科學和系統工程的不足。[4]

有時「系統」和「整體」的概念幾乎難以區分。舉例來說，所謂「覺察的經濟運動」試圖「對和資本主義有關的經濟問題，做整全且系統的分析」。[5]「整全」是好的；若不全面就是向啟蒙運動、科學、資本主義舉手投降，或向據信把人類世界摧毀成對立碎片的任何邪惡力量俯首稱臣。實踐整全就是展現善良、和平，以及不分彼此，而這當然是每個業者試圖呈現的樣子。市面上甚至可以找到「整全牙醫」，雖然對任何特定身體部位的專精似乎有違整全觀的概念。

兩種典範之間幾乎看不到任何可能的共同基礎。我們在科學還原論的極端中看到荒唐的醫生嚴重迷失在「各個部位」，以至於他或她再也看不到整個的人，而將患者稱為「三〇二病房的膽囊」。誠如我們在前面章節看到的，自第一例屍體解剖之始，醫學教育似乎致力於消除病患與醫師之間的任何情感連繫。病患被「客體化」，唯有「服從」的部分需要她的有意識參與。另一個友善的極端則是我在手術後為了淋巴水腫求助的按摩治療師。她是個健談、善解人意的年輕女子，在燈光昏暗的房間裡，伴著背景的傳思音樂（trance music），用手指輕柔按摩我的胸部和手臂。（不意外地，幾次按摩對初期水腫一點幫助也沒有。而我之所以會知道，是因為我堅持每次療程前後都要測量。）對批評者而言，科學方法冰冷、理性主義，在女性主義理論家范達娜．席娃（Vandana Shiva）看來甚至是「帝國主義的」，另類方法則撫慰、滋潤，而且在某種程度上和宇宙合一。此處的哲學分歧至少可媲美人們心目中科學與宗教的分歧——而比這更小的分歧都足以引發多次戰爭了。

爭執仍時不時爆發，像是二〇〇五年美國神經科學學會（Society for Neuroscience）因邀請達賴喇嘛到年會上就冥想和正念做演說，引起抗議。但早在二十世紀晚期，科學（尤其是量子物理）和或可大致稱為反文化的東西之間，有一塊肥沃的重疊處被發現了。LSD先驅提摩西．李瑞（Timothy Leary）和EST艾哈德研討課程訓練創辦人沃納．艾哈德（Werner Erhard）都被量子物理吸引，外行人可輕而易舉地前往像是大瑟爾（Big Sur）[1]和聖塔菲研究所（Santa Fe Institute）等地體驗。

1 譯註：指位於大瑟爾的伊色冷研究所（Esalen Institute）。

同時，有些科學家和科學史家也開始嘀咕科學本身需要一個更全面的研究取徑。科學哲學家伊芙琳．福克斯（Evelyn Fox）批評還原論生物學犧牲了整個生物體，只重視「主分子」，譬如DNA。在不那麼登堂入室的學術等級上，物理學家弗里喬夫．卡普拉（Fritjof Capra）察覺到量子力學和東方神祕主義之間的連續性，於是斷言自然世界不是由不相關的次單元組成，而是交互作用的震動。二十一世紀，整合醫學爆炸性的成長之路大開，這下子，不同治療方式之間的哲學矛盾可以被不以為意地揮揮手，含糊地引用些量子物理，然後不當一回事。

整全生物學

時至二十世紀晚期，醫學為了接受屍體無法適當演繹「完整的人」（身體外加心智）這個事實，無疑需要某種典範轉移。人類不僅會思考、有感覺，而且我們以非常微小的方式對世界做出反應，微小到心智看不到，也不容易被意志力或控制力掌握。我們被割傷時會流血，幸運的話，無須有意識地介入，血液就會結塊。一個完整的人，他的「系統」含有很多不同的層級和部位。有些肉眼可見，有些要用顯微鏡才看得到；有些是有形的，像是一個器官，其他顯然是無形的，思考就是一例。理解它們如何互動創造一個穩定的系統，至少是短暫的穩定，始終是生物科學持續面對的挑戰。

身體各個部分和層級協同工作的假設已經存在了很長的時間，幾乎到了毋庸置疑的地步。談論人類生物學時，我們當然是在談論由組織和細胞等次單元組成的多細胞生物學。這些組織和細胞被假設彼此和諧地運作，每個組織和細胞都無私地執行他被指派的功能，就像一個無害的獨裁政權下的順從公民。心臟細胞齊跳動，肝細胞儲存葡萄糖，紅血球細胞攜帶氧氣。任何有別於上述的情況，豈不是一場災難，對吧？因此，多細胞生物的生物學是偏向整全觀點的。我們不滿足於描述腎臟。我們想知道它的功能是什麼——它對整個身體的作用是什麼。

身體不同部位或次單元的功能分配至少可以追溯到十七世紀，當時英國醫生威廉．哈維（William Harvey）發現心臟跳動使血液不斷循環，不過仍不清楚循環的重要性在哪。在此發現之前，解剖學家只是負責描述和確定器官的位置，把解釋器官的實際作用以及它們在整個身體中的角色，留給生理學家或形上學者。

根據哈維表示，心臟有它的「功能」，於是生物學家迅速推斷，身體所有其他次單元和器官一定也是如此。翻開當代生物學教科書，你會發現「功能」一詞被大量使用，有時甚至應用在分子身上。有一本二〇一四年的細胞生物學教科書用各種方式描述細胞和組織對各自功能的承諾：他們有執行這些功能的「責任」或「任務」，或說他們「專門」執行這些功能，[6]就像軍隊中的士兵或大學的教授。

哈維的發現揭示身體是某種機器，由相互連接、合作無間的零件巧妙構成，而這些零件沒有專屬的意志。一位十七世紀的義大利解剖學家宣稱，「人體的自然行為……真的只是個化學-機械的複合運動，靠著種種原理在運作，就像純粹的數學原理。」[7]這種機械觀點今日仍在生物學占主導地位，完全沒對宗教構成挑戰；畢竟，這整件事的幕後推手肯定是一位了不起的設計師，至少為某種惰性優先的物質注入了生命。的確，我們越了解人體如何運作，其運作就顯得越不可思議地神奇。想想身體如何治癒傷口。首先，一連串化學反應製造血塊封閉傷口。同時，細胞從骨髓和其他部位湧入，趕走微生物，清除受損的組織，並用完整的全新細胞和組織取而代之，以便我們能面對將來的任何傷口。

根據某種粗鄙惡劣的達爾文主義，如果身體是個完美的發條機械裝置，這是因為完美是不可避免的。天擇會消除無法正常工作或發揮最佳作用的身體部位，僅留下「最適合」的生物體繼續生存與繁殖。在一九六〇年代蓬勃發展的社會生物學中，萬事萬物都有一套演化論的道理，任何對物種生存沒有貢獻的性狀或物理特徵都會因為浪費精力被淘汰。這導致了一種對現狀的噁心辯護，通常被女性主義者譴責為「決定論」：我們之所以變成今天的樣子，譬如好戰或男性至上主義，是因為任何其他的方式都不那麼「適宜」，而把我們塑造成這個樣子的不是上帝，是天擇。

麻煩的是，很多事情無法用「適合性」來解釋，包括男性乳頭和闌尾等退化特徵，以及似乎是基因組中現有「設計」所需的純粹結構特徵。生物學家史蒂芬・傑伊・古爾德（Stephen Jay Gould）和理查・路溫頓（Richard Lewontin）認為這樣的結構特徵類似大教堂設計中的「拱肩」（spandrel）：除了填充已存在的拱形圖案，它們不「做」任何事情。古爾德和路溫頓指出，天擇不是主管演化的唯一力量，達爾文也從未如此主張。環境中的各種變化，諸如氣候變遷或小行星的突然到來，可能導致整個物種的滅絕，而這些物種在災難發生前可能已是適應絕佳的物種。同時，男性乳頭這類明顯無用的特徵，歷經無數代繁衍仍被保留，也許就是因為我們的遺傳物質中還保留了它們的用處。

因此，生物學中未被承認的偏見是樂觀的，甚至是追求完美的。我們的身體完美地適應了環境，或至少適應了人類遠祖所面臨的環境，而情況之所以如此，是因為它們就是會如此。古爾德和路溫頓在批評演化生物學時援引了伏爾泰筆下樂觀過頭的教授邦葛羅斯（Professor Pangloss）[2]，他宣稱在這個「眾多可能的世界之中最好的一個」，一切都是最好的。身體的「功能性」觀點也是一樣，它假定所有部分和次單元和諧地運作，時刻留心整體的需求。這就是我們學生時期認識的生物學——是研究完善運作的複雜系統的一門學問，而疾病和死亡在這系統裡被視為令人失望的反常。

但在這個所有可能世界中最好的世界，一切不盡如人意，反常不僅普遍得無法一笑置之，而且過於誇張驚人。就拿癌症為例，它是全球主要的死亡原因之一。許多癌症可能歸因於人體外部的化學因素或輻射，譬如二手菸或苯之類的職業危害，不過迄今為止只有約百分之六十的癌症可查出特定致癌物。[8]舉例來說，目前尚未發現可解釋乳癌、大腸癌或攝護腺癌的致癌物。我們只知道這些器官中的個別細胞有時會脫序演出，開始瘋狂繁殖，創造出能破壞整個生物體的腫瘤。或是想想自體免疫疾病吧，譬如類風濕性關節炎和多發性硬化症，有百分之五至八的人蒙受這些疾病之苦，並在免疫系統背棄其指定「功能」（也就是保護身體）以及攻擊身體本身時發作。[9]人體的免疫細胞也與冠狀動脈疾病的發展有關，在美國和歐洲，冠狀動脈疾病是頭號死亡原因。

功能主義的身體觀仍然非常有幫助，前提是，我們要記得它只是一個近似值。譬如，如果皮膚細胞的功能是為了保護、出汗並提供觸覺體驗，多數皮膚細胞的確就是像我們期望的那樣運作。但有些細胞會癌變，然後試圖占據整個身體——那黑色素瘤的「功能」是什麼？我們有必要承認身體不是一個和諧的整體，而是充當一個戰場，在那裡，體內的細胞和組織在致命戰鬥中相遇。

魯道夫·魏修在十九世紀後期提出了體內衝突的可能理論基礎，當時他主張人體的最小活體次單元是細胞，而所有細胞都是由其他細胞產生的。吸引較多關注的通常是主張的後者——*Omnis cellula e cellula*（所有細胞都來自細胞）——因為它暗示了即使最兇猛的癌細胞，也是和平守法的健康細胞的後代。但從某

2 譯註：小說《贛第德》（*Candide*）中的角色。

些方面來說，第一個命題——細胞是人體最小的活體次單元——才更該令人感到激動。魏修作品發表的時候，其他生物學家開始成功地在體外培養人體細胞，也就是後來浸泡在諸如血清等營養液中的所謂「組織培養」。到了二十世紀初，徹底研究這些構成活體生物的奇妙微小實體（細胞）的舞台已搭建完成。

可是這條路被放棄了。二十世紀中葉，DNA結構和它在遺傳中的角色是個驚人的發現。幾乎在一夕之間，生物學進入極端的還原論階段，略過細胞，呼嘯進入那個由DNA、RNA和蛋白質支配的，更加迷人的分子層級。癌症研究開始關注使細胞傾向自私繁殖的DNA突變。免疫學貶低免疫系統的細胞動力學，轉而心繫抗體——這種蛋白質分子可以將「外來」細胞（如微生物）標記並加以破壞，不過進行破壞的主要還是稱為巨噬細胞的專門免疫細胞。我在洛克菲勒大學（Rockefeller University）的第一位論文指導教授因闡明抗體分子的結構得到諾貝爾獎。我的第二位論文指導教授對巨噬細胞如何殺死和消化獵物的研究得到的讚譽就遠遠不及第一位教授，實驗室規模也小得多。

癌症很難解釋。為什麼一個細胞會展開必然以自身死亡為結局的征服行動？但癌症通常被歸因於細胞分裂出錯，而想像這個錯誤會導致健康的細胞產生兩個癌性子細胞並不困難。罹患如類風濕性關節炎和多發性硬化症這類自體免疫疾病時，免疫系統會攻擊體內的健康組織，對生物學而言這才是更為棘手的哲學問題。有個細胞產生癌性後代是可以想像的，但要接受構成免疫反應的許多微妙機制——涉及多種不同細胞之間的互動——可能被動員攻擊人體自身的組織，不是一件容易的事。面對可能發生這樣的攻擊，生物學家保羅．埃爾利希（Paul Ehrlich）只是假設身體存在一個內建的「恐怖的自體毒性」（*horror autotoxicus*），可以以某種方式防止這可怕的錯誤。誠如恐怖的自體毒性「教條」所指出，既然「生命不會傷害自己」，這個機制怎麼可能不存在？用埃爾利希的話來說，一個生物體暗中顛覆自己，是「最高程度的漫無目的」，[10]意味著它毫無用處。

五十年後的二十世紀中葉，澳洲免疫學家法蘭克．麥克法蘭．伯內特（Frank Macfarlane Burnet）將埃爾利希關於自體免疫疾病不可能發生的觀點再往前推進一步，宣稱免疫系統的真正功能是形而上的：區分「自我」和「非自我」——後者是微生物等外來物質，而前者是自己的組織。這些術語引用自心理學或哲學；誠如科學哲學家阿爾弗雷德．I．陶伯（Alfred I. Tauber）所指出，它們是「模糊的」，並補充說「自我不太能被視為一個科學概念」。[11] 實際上，直到大約十七世紀之前，它甚至根本不是個概念。當時英語和德語之類的語言才剛開始使用不是作為強調語氣（譬如「我自己做了」）的「自我」。然後，我們將在下一章看到，「自我」開始取代「靈魂」，成為每個個體內的一種特殊核心，一部分的與其他人隔離。注意力轉而向內，人們被鼓勵透過廣泛使用鏡子、寫日記和自傳，以及畫肖像畫（通常是自畫像）來了解**自己**。最終，「西方個人主義」伴隨著精神分析和許多自我苦難誕生。

伯內特為什麼選擇這麼「模糊」而且明顯不科學的概念來解釋免疫系統的工作呢？有些學者推測，就像許多和他同屆的同學一樣，他也受到佛洛伊德的影響，而且也許真的被盤旋在自我概念之上的主觀性光環吸引。畢竟，他大可使用譬如「生物體」或「個體」等其他術語，來描述免疫系統試圖維持的功能。但如果他在尋找一種談論生物體對「他者」的方式（「他者」通常指的是微生物等外來入侵者），那麼自我／非自我的區分就很恰當了。免疫學的核心用了軍事隱喻：非自我是敵人，通常以細菌或病毒為代表，必須由免疫系統摧毀，而「自我」，也就是人體本身的組織，當然得被放過。舉例來說，一九八七年有本樂觀地取名為《身體勝利》(*The Body Victorious*)的暢銷書，將免疫系統描述如下：

讓人想起武器技術和戰略方面的軍事防禦。我們體內的部隊配備有快速、機動性強的兵團，以及突擊部隊、狙擊手和坦克。我們擁有細胞大兵，一與敵方接觸，立即開始生產準確度極高的導彈……(以及)偵察小隊、情報部門，和決定部署位置和兵力的國防人員。[12]

軍事隱喻甚至可幫助解釋自體免疫疾病，或為它辯解。任何有潛在敵人的人類社會都需要某種防禦力——最起碼要有一支能抵禦入侵者的武裝團體。但維持駐防部隊，甚或是更進階的常備部隊，是有風險的：戰士們可能變得貪婪、背叛自己的人民，或要求越來越多的糧食和其他資源。與其類似地，就身體而言，若沒有免疫細胞，我們將在面臨微生物入侵時手足無措。有了免疫細胞，我們面臨的則是「自我」遭受大逆不道攻擊的可能性，也就是曾被伯內特比為「國家維安部隊的一場兵變」的自體免疫疾病。[13]

實際上，尚未有人針對自體免疫疾病的存在提出令人信服的演化解釋，只辯解說免疫細胞儘管應有區分自我與非自我的功能，有時仍會犯「錯」。為什麼呢？一九八九年曾提出過一個流行假設，認為富裕社會相對衛生的環境沒有給免疫細胞足夠的練習機會，面對來自微生物世界的「真」敵人。換句話說，他們長大後變得軟弱又嬌生慣養。但今天越來越多人承認，自體免疫疾病和童年時期缺乏暴露之間的關聯並非因果關係。有個可能性是，高度衛生的環境讓更多兒童活到能夠發展出一種自體免疫疾病的年紀。[14]誠如伯內特所說，「討論自體免疫疾病，勢必會陷入哲學方面的麻煩。」[15]

回頭來看，我們可以說伯內特在兩種典範之間舉棋不定：一種是整體的、烏托邦式的，將身體或生物體看作一種井然有序的機制，因演化而注定要是這個樣子。而在另一個可稱為**反烏托邦**的新興典範中，生物體是衝突持續發生的場所，譬如癌細胞與正常細胞之間，或免疫系統與體內其他組織之間的衝突。衝突可能導致某種妥協，譬如疾病漸漸變成慢性病。或者它可能很快就以生物體的死亡告終。烏托邦式和反烏托邦式的兩種典範可能同時存在一個人心中，伯內特就是如此，但據我所知，它們尚未在公開戰鬥中一決高下。關注者曾在一九九〇年代初差點起了衝突，但衝突點不是自體免疫疾病或癌症，而是更為正常而且顯然健康的——月經。

血液世仇

對年輕女孩來說，月經來臨的經驗可以是令人震驚，甚至恐懼的。她可能會遭遇痛苦的絞痛、衛生棉條或護墊外漏，不然就是引發貧血。但我們至少已在富裕和受過教育的人當中，盡一切努力使這個初期猛烈的事件正常化，甚至將其美化。一個育兒網站建議：

> 父母以正面態度描繪生理期也很重要。如果母親將自己的月經稱為「詛咒」，女兒可能對整個經驗產生負面印象。母親們可以將每個月的經期解釋為是身為女性自然而美好的一部分。畢竟，沒有月經，女人就無法成為母親。[16]

被問到一個十二歲女孩為什麼應該對她如今有能力懷孕感到「美好」時，

正向的支持月經宣傳繼續以樂觀態度回應。美國心理學會（American Psychological Association）的一名作家提供了「保持正面態度的另一種方式」：

有些父母成功地配選一只歡迎進入女性成年世界的禮物籃，其中可能包括巧克力、加熱墊、衛生用品，以及一本有關該主題的好書（或一本她最喜歡的作家的小說），如果她還沒有相關書籍的話。[17]

不知何故，送加熱墊和衛生用品當禮物似乎更像是威脅而不那麼讓人感到歡迎。

從「正面」的觀點來看，月經有嚴肅的生物學功能。每個月，至少在人類身上，子宮內膜會變厚，據說是為任何進入其中的受精卵提供柔軟的緩衝。如果沒有胚胎著床，子宮就會把這層內膜脫落，因為從熱量的意義來看，要維持它的代價很高——於是有了構成月經分泌物的血液和組織碎片這個爛攤子。但每月重複一次，累積幾十年下來，子宮內膜脫落本身的代價非常大。婦女一般每年損失一品脫的血液，有時甚至更多，而這帶來了貧血的風險。因此，若天擇占了上風，而且會使物種的適應性最佳化，我們為何要如此大量地行經？特別是，為什麼人類失去的血液，比其他任何生物都要多？

答案（至少是其中一個答案）由令人意想不到之人提出。一九九三年，三十五歲、沒有生物學專業背景的瑪姬．普羅菲特（Margie Profet）主張，月經真正的功能是清潔陰道內可能由侵入的陰莖引入的病原體。[18]我樂見她的假說，這似乎證明月經不是源自女性的「不潔」，推翻了父系宗教的主張。舉例來說，天主教會禁止行經的女人參加活動；猶太法律要求女人在經期後從事儀式性沐浴。但根據普羅菲特的理論，月經雖然髒亂不已，其實是為了維持女性身體自然的純淨狀態——是某種反向的清洗。幾年內，普羅菲特獲得了麥克阿瑟「天才獎」，並獲得《科學人》、《全能》（*Omni*）、《時代》（*Time*）和《時人》（*People*）等雜誌的介紹。她成了認為萬事「皆有因」的樂觀生物學的模範，而這個因，就是保護個別生物體及繁殖物種。她的模型中仍存在衝突，但只是人類（或其他哺乳動物）與其傳統敵人（微生物）之間的古老衝突。

我在九〇年代後期找到她本人，根據我多年研究動物掠食者對人類演化和歷史的影響，加上生活在有熊出沒野外地區的親身經驗，對她提出一個問題：

大量的月經難道不會變成遭掠食者襲擊的危險因素，尤其是在充滿肉食動物的「演化環境」？「人類不是隱存種（cryptic species）。」她的簡潔回答暴露了對生物學的無知，因為「隱存種」不是必須躲避掠食者的物種，而是與具有不同基因組的物種在形態上一模一樣的物種。但我的提問只是越來越多質疑她的理論的其中之一。其他評論家表示，月經來潮之潔淨效果缺乏數據支持，而且她未能解釋人類月經比其他哺乳動物都更大量的事實。實際上，行經的哺乳動物少之又少，而少數有月經的，像是其他「高等」靈長類、一些蝙蝠和象鼩，流失的血比人類少得多，但沒有證據顯示牠們雄性精液中的細菌比人類男性的少。普羅菲特另一項廣受讚譽的理論，即人類懷孕的「晨吐」特徵是為了保護胎兒免於接觸可能導致其先天缺陷的食物，也遭到類似的抨擊。然後大約在二〇〇四年，普羅菲特人間蒸發，直到二〇一二年才重新露面——經歷了一段時間的貧病，她回到她的原生家庭。[19]

如今，關於月經的新興科學共識取決於物種內部的衝突，而直到不久之前這種可能性令生物學家非常不安。按照這個觀點，子宮內膜的增厚不是為了誘使胚胎著床，而是為了讓最強壯最靈活的胚胎以外的任何胚胎都沒有機會。我不打算對這違反直覺的觀念追本溯源，但想指出另一位叛逆科學家，羅格斯大學（Rutgers）的羅伯特・崔弗斯（Robert Trivers）曾在一九七〇年代主張，父母有不同的遺傳利益。簡言之，父親「想要」——更準確地說是他的基因會想要——被他受精的胚胎著床並存活。母親的利益是破壞任何可能有缺陷的胚胎，以免為了沒有成果的妊娠浪費精力。崔弗斯這號人物讓人著迷的本事不亞於普羅菲特，值得讓人為他寫一本書。事實上，他的確寫過一本，書名叫作《野性人生》（*Wild Life*）；比起科學，書中更侃侃而談的是他的冒險生涯，包括參加黑豹黨的經歷，以及在牙買加的長居生活。或許是這些經歷賦予了他膽量，挑戰生物學較為和諧和追求完美的傾向。他不僅發現兩性之間即便在最親密的時刻也存在致命競爭，而且認為我們的基因組包含許多非常「自私」的DNA片段（通常歸類在「垃圾DNA」[3]的標籤下），因為它們：

已發現在不增進生物體適應性情況下擴散與持續存在的許多方法。有時這

3　譯註：指不包含製造蛋白質的指令，或只能製造出無轉譯能力RNA的DNA序列。

意味著與大多數基因截然不同的編碼動作。因此，多數生物體不是全然和諧的整體，而且個體實際上是可以分割的。[20]

崔弗斯的研究似乎鼓舞了他的朋友，哈佛生物學家大衛．海格（David Haig），提出比普羅菲特及其仰慕者所能想像更加反烏托邦的生殖觀點。一九九三年，也就是普羅菲特發表月經研究的同一年，海格提出了令人驚訝的觀點，主張懷孕是由「母胎競爭」（maternal-fetal competition）決定的。胎兒和將其附著在母體血液上的胎盤，努力從母體提取更多養分，而母體組織則竭力留住其養分——因為這往往會對母親造成損害。譬如，胎兒可能會干擾孕婦胰島素的產生，導致血糖值升高——這對母親有害，對胎兒卻是無比的滋養。或者，胎兒和胎盤顯然為了保證養分能不間斷地流向胎兒，釋放會升高母親血壓的化學物質，哪怕這可能對母親（也連帶對胎兒）造成一定的風險。

但母體／胎兒之戰在著床前就開始了，胚胎及其胎盤必須奮力通過子宮內膜，以獲取母體血液。曾與海格一起做研究的演化生物學家蘇珊．薩德丁（Suzanne Sadedin）寫道：

子宮內膜提供的絕非扶持的擁抱，而是致命的試驗場，唯有最強悍的胚胎才能從中存活。女性延遲胎盤到達自身血流的時間越長，她就有越多時間決定是否要除掉這個胚胎，而不會耗費大量成本。相比之下，胚胎想要儘快將其胎盤著床，既是為了獲取母親滋養的血液，也是為了增加其存活率。因此，子宮內膜變厚變硬——胎兒的胎盤也相應地變得更具侵略性。[21]

換句話說，某種軍備競賽發生在人類子宮內膜和人類胚胎／胎盤組合之間。與其他物種相比，人類胎盤是格外強悍的鬥士，我們的子宮內膜也相應地格外厚實且嚴峻。所以人類女性經歷了獨一無二的「大流量」——抽筋、沾血內褲，也許還包括把女性當作特殊殘障版男性的普遍文化觀念。

從月經到分娩，女性生殖週期的許多階段都和人體遭病原體入侵時發生的發炎反應類似，只不過在生殖的情況下，被鎖定的目標不是病原體，而是人體細胞和組織。譬如，月經並非通常描述的那樣溫和、彷彿秋季落葉般的子宮內膜「脫落」過程。當沒有胚胎著床時，子宮會釋放化學信號，召喚免疫細胞從血流中進入，吞噬厚厚的子宮內膜，此處很快成為殺戮戰場，最後殘骸從陰道流出。幸運的是，自有人類以來，由於頻繁懷孕和哺乳期長，人類女性一生中得忍受的生理期可能很少。

目前為止，還沒有適當解釋能說明以下事實：在人類當中，患有自體免疫疾病的人約有八成是女性，暗示作為一個整全「系統」，男性的設計比女性的佳。又或是，我們應該將自體免疫疾病也視為婦女承擔較大生殖負擔的一部分：月經和懷孕引起的所有發炎風暴都可能導致危險的免疫敏感程度，或者借用伯內特含糊的哲學術語，也許懷孕及其準備工作從內在模糊了自我與非自我之間的區別。

但重點是，體內衝突（同一生物體內的細胞與其手足細胞之間）並不局限於如癌症和自體免疫疾病之類的病理狀況，這種狀況可以被追溯到某種突變，或被描述為某種「錯誤」。細胞間的致命搏鬥，是身體（尤其是人體）進行正常營運的一部分，而正常營運當然包括生殖。如果細胞是活的，並且似乎可以為了捍衛自己的利益，和身體的其他部位、甚至整個生物體作對，我們可能不該理所當然地將自己視為順暢運作的「整體」，可以被有意識的人類干預所控制，而比較應該把自己看作是一群微生物的聯盟，至少是短暫的結盟。

將生物的自我，也就是身體，視為一群迷你自我的集合，這種想法令人惴惴不安。我腦海閃過的圖像是哲學家湯馬斯・霍布斯（Thomas Hobbes）《利維坦》（*Leviathan*）的卷首插畫中一名巨大國王的怪誕肖像，細看才會發現，國王竟是由數百個擠進他手臂和軀幹的小人所組成。霍布斯的觀點是，人類社會需要專制領導者，否則可能有淪落至「所有人對所有人的戰爭」的風險。但構成身體的細胞社會沒有「國王」統治。儘管有那麼多連結身體細胞的（化學和電子）通訊，但有時候正因為有這麼多的溝通，所以也總會有爭吵和曖昧。我們需要的是一個典範，不僅接受活體生物內部的奇妙和諧，也接納例行爆發的衝突。

第八章

細胞叛變

Cellular Treason

身體中可能發怒的次單元（有時又稱為「積木」）有哪些？我們該如何有效地控制它們？生物學的學生最早透過顯微鏡觀察到的細胞不是任何東西的次單元。他本身就是個自由營生的生物，一種稱為阿米巴的單細胞生物。我們很容易在池塘水中發現阿米巴原蟲，他們在棲息環境中四處游動，尋找可食用的碎屑，然後用偽足將食物一口嚥下。我在瑪麗亞・盧金絲卡（Maria Rudzinska）的實驗室中認識他們。在蜿蜒的博士之路上，我曾接受盧金絲卡幾個禮拜的個別指導。她的實驗室只有壁櫥那麼大，而且她似乎覺得我的存在很惱人，讓情況雪上加霜的是，我看不出她的寶貝細胞對我想促進人類健康的長程興趣有什麼幫助。我對細胞一點也不感興趣；那些含有蛋白質和核酸的微小脂質囊。從我極其還原論的觀點來看，他們只是前往重頭戲途中令人分心的風景，重頭戲上演在化學層面，唯有衝破細胞膜，然後將其內含物磨成爛泥，才能見證。我甚至會覺得，我被分配給盧金絲卡不是因為她有什麼可以教我，而單純是因為身為女性，我們在男性鋪天蓋地的研究機構中顯得與眾不同。她的阿米巴原蟲肯定不是人類的演化先驅，也不是人類的原型。

幾年後，我開始了解發生在細胞層面的事件。不過，還要再過個幾十年，我才會看見阿米巴原蟲的生命和人體內細胞的生命的關聯。我之所以有所保留的其中一個原因是，阿米巴原蟲是自主的生物，可是人體內的細胞顯然不是，他們有必須執行的「功能」。但身體細胞，或只是部分身體細胞，會不會有些時候其實有一點點的自主性？

只要身體的個別次單元，也就是細胞，有能力自行其事，作亂的可能性就永遠存在。我們可以想像，從胎兒脫逃的胎兒細胞，幾年後在母親組織的某個偏遠地區突然現蹤，或是當一個胚胎決定在子宮以外的地方著床（輸卵管，甚至腹腔），整個妊娠就翻車脫軌了。又或者，來自身體其他部位的癌細胞，可能偶爾會偷溜過血腦屏障，成為替我們進行思考的神經元中的第五柱。

事實上，以下種種情況都會發生：產後婦女體內往往帶有來自所懷胎兒的細胞，使這些婦女成了不同個體的混合物，像是希臘神話中的母獸奇美拉（*chimera*）。此外，在所有妊娠中，有百分之一到二的胚胎會任意地附著在子宮以外的地方，從而導致母親的生命受到威脅。更奇怪的是，乳癌細胞也被發現「偽裝」為神經元，在大腦中大量滋生。我們實在不該為了部分細胞和一小群細胞突然自作主張感到驚訝。自體免疫疾病是免疫細胞對其他身體細胞明顯不由自主的攻擊。癌症是源於單個或一小群細胞，對生存空間（lebensraum）的瘋狂追求。

幸運的是，從生物作為一個整體的角度來看，有很多機制可以管住愛冒險的細胞。「細胞間黏膠」和「連結」使組織細胞被綁在一起，有些細胞彼此緊密的程度幾乎堅不可破。作為額外的預防措施，器官通常被包在細胞難以或不可能突破的膜中。然後細胞會從其他細胞那接收到穩定的化學信號，其中有些來自很遠的地方。我們幾乎無法翻譯這些信號，它們似乎在說「危險！」或「馬上過來！」之類的。誰知道？有些訊息可能是宣傳性的，力勸細胞堅定地執行他們被委派的任務。桀驁不馴的細胞會受到最後制裁：死亡。說著「去死！」的信號傳來，於是在稱為細胞凋亡（apoptosis）的過程中，細胞欣然停止新陳代謝，整齊地折疊在細胞膜裡，等待處置。

不過，由於他們在人體內公認的「功能」，有些細胞需要有冒險精神、好奇心，甚至帶有攻擊性：多數情況下是白血球（leucocytes），也就是對抗細菌引起的疾病的白血細胞。像紅血細胞一樣，許多白血球源於骨髓，然後被動地被血流攜帶。不過其他細胞能自行移動，甚至能穿過組織內細胞與細胞間密實又濕滑的空間。除了幹細胞以外，體內可能沒有比巨噬細胞更多功能的細胞，巨噬細胞和許許多多白血球一樣，也是源自骨髓。不成熟的巨噬細胞（稱為單核球〔monocytes〕）被釋放到血流中，在那裡，他們可能被靜止的物體吸引，譬如死亡或受傷的細胞，然後停下腳步將之吞噬。巨噬細胞進食後會成長，然後「被活化」——充滿含有消化酶的液泡使他可以繼續進食下去。我的博士研究最終涉及從實驗鼠「收成」巨噬細胞，並研究這個生物轉化。儘管還不清楚他的重要性，我立刻看出成熟的巨噬細胞和自由營生的阿米巴原蟲，不能再更相似了。而其相似處之驚人，使一些科學家推測兩種細胞之間可能存在演化上的關聯，儘管他們無疑來自毫不相干的譜系。[1] 一如自由營生的阿米巴原蟲，巨噬細胞可藉由伸長偽足，然後拖動自身來移動；他可以清除傷口中死亡或受傷的細胞；他可以攻擊並吞噬進到身體內的微生物。

作為身體的萬能雜工，巨噬細胞不太受主流科學的尊重。他是藍領工人，而且因為負責清除細胞屍體和其他垃圾，被稱為身體內「撿垃圾的」，甚至因為有致命的能力，也被稱為「惡棍」。巨噬細胞身為殺手的作案手法確實頗為殘酷，像個惡棍：首先他把獵物吞沒到細胞膜裡，然後透過和阿米巴原蟲相同的吞噬作用（phagocytosis）開始消化獵物，也就是說，他把自己的身體變成了血盆大口，像民間傳說的有牙陰道。免疫系統中的某些殺手細胞會更講究地對獵物注射毒藥，然後繼續前進。還有些殺手細胞則是會伸出細胞外刺絲（extracellular threads）誘殺微生物。但巨噬細胞真的吃掉了他的獵物，這可能使他具有多數其他身體細胞所沒有的獨立性；那些身體細胞完全仰賴血液獲取養分。

不過，直到最近，免疫學家對抗體的興趣還是遠超過巨噬細胞或任何殺手細胞。抗體是精心訂製的蛋白質分子，旨在與特定抗原（或微生物表面的一部分）結合，從而使微生物起不了作用，或特別標記讓巨噬細胞去摧毀。在產生抗體的強檔大戲中——在分子生物學家占據中心舞台之後，這就是免疫學中唯一的戲劇性事件——巨噬細胞僅是次要的配角。他們的工作是將少量異物（或抗原）「呈遞」給大概更聰明的淋巴性白血球（lymphocytes），這個白血細胞會製造適當的抗體。科學哲學家艾蜜莉・馬丁（Emily Martin）指出，對巨噬細胞的貶損也存在性別面向，免疫學文獻就將巨噬細胞形容為「管家」和「小苦命」。[2]

在這裡，我必須停下來承認，我簡化事情的程度一定會惹惱許多細胞免疫學家。但另一個選擇是陷入細胞分類技術性辯論的細節，搞得大家頭昏眼花。譬如某些文獻堅持認為，中央抗原呈遞的細胞不是巨噬細胞，而是一種相關的細胞類型，稱為樹突細胞，也是源自骨髓，也具有吞噬作用。[3]其他人則認為樹突細胞並非獨立於巨噬細胞之外的細胞類型，指出這兩種推定的細胞類型表面均具有相同的化學標記，而且對周遭環境的化學生長因子有相同的反應。[4]更重要的是，兩種細胞都能向淋巴性白血球呈遞抗原，使之產生適當的抗體，因此不管我們稱其為巨噬細胞、樹突細胞，還是其他更不明確的名字，他們都使命必達。細胞免疫學一再出現這種分類學難題，個別細胞的變異性和移動性導致嚴格的分類系統不斷受挫。吞下大量物質的巨噬細胞，絕對不像第一次進入血液的新造單核細胞。

最簡單的分類系統是區分為好人和壞人——後者是微生物，以及其他對身體的威脅。毫無疑問，巨噬細胞是好人，他吞噬微生物，往往還幫助促成抗體生產，讓抗體覆蓋所有同樣的微生物入侵者，把他們變成巨噬細胞對的菜。巨噬細胞究竟是單純的清理人員，抑或更密切地參與抗體生產，他在保衛身體中扮演的角色有多少創造性，目前仍不完全清楚。不過，當我還是個卑微的研究生時，我覺得他們是英雄，總是無所畏懼地衝鋒陷陣，保衛身體不被微生物攻擊或受其他威脅。與產生抗體的淋巴性白血球相比，他們可能不夠機敏，但他們是身體防禦的先鋒。

我心裡一直這樣認為，直到生物醫學研究在千禧年之交出現了一些教人心神不寧的發現。自十九世紀起，巨噬細胞會聚集在腫瘤部位就是不爭的事實，這導致魏修等人推測癌症是由發炎引起，意即受傷或感染的部位有白血球聚集。如果樂觀一點的話，我們可以想像巨噬細胞是在為攻擊腫瘤集結勢力。但事實證明，他們花時間待在腫瘤附近，鼓勵癌細胞繼續繁殖滋事。他們是死神的啦啦隊。法蘭・布蘭克威爾（Frances Balkwill）是認出巨噬細胞叛亂之舉的細胞生物學家之一，她形容研究領域內的同僚們都被「嚇壞了」。[5]

總的來說，醫學繼續向大眾展示一副笑臉。自助書籍和網站二話不說地建議癌症患者，儘量增強免疫力以對抗疾病。患者應注重飲食，並且培養一種應當會增強免疫力的「正向態度」。更妙的是，他們被敦促按照如下指引「具象化」身體免疫細胞成功破壞癌細胞的畫面：

- 癌細胞虛弱且混亂，應將其想像成像漢堡肉一樣會碎掉的東西。
- 有一支由不同白血細胞組成的軍隊，可以戰勝癌細胞。
- 白血細胞具有攻擊性，會想要找出癌細胞，然後加以攻擊。[6]

想像自己的免疫細胞成為致命癌症的幫兇，從哲學上來看很不容易，而且在比自助文學更有威望的領域，拒絕承認的情況依舊持續。二〇一二年，知名醫師兼科學作家格羅普曼在《紐約客》寫了篇文章，談論以免疫系統幫助抵抗癌症的科學嘗試，文中壓根沒提到特定免疫細胞（巨噬細胞）有叛逃到另一陣營的傾向。[7]這忽略又因格羅普曼講到一則故事而顯得更加不自然，他說一八九〇年有位年輕女子的手受傷，受長期發炎之苦，最後因轉移性肉瘤而死。他在文中沒多做解釋就向我們保證，肉瘤「與最初的受傷無關」。可是二〇一二年已有許多報導指出巨噬細胞對受傷引發的肉瘤的作用。[8]與此類似，二〇一六年

《紐約時報》談論〈利用免疫系統對抗癌症〉(Harnessing the Immune System to Fight Cancer)的文章，也沒提起巨噬細胞的背叛。[9]

巨噬細胞與癌症共謀的證據不斷累積。巨噬細胞為癌細胞提供化學生長因子，並幫助建立生長中腫瘤所需的新血管。他們與癌症的致命發展息息相關，至多可占腫瘤百分之五十的體積。癌症若要發展到最致命的階段，即惡性轉移，巨噬細胞似乎也是必要的，如果罹癌實驗鼠接受治療，殺死所有巨噬細胞，腫瘤便停止轉移。[10]

就在過去十年，科學家開始了解可能導致巨噬細胞和腫瘤細胞集中資源，進而壓垮生物體的反常交互作用。故事的第一部分幾乎可以完全用化學來表達。任何有基本教養的兩個細胞交會都始於交換化學訊息，有點像兩個專業人士交換名片，只不過在細胞的例子中，交流可能迅速失控。二〇一四年《癌症細胞》(*Cancer Cell*)雜誌中有一篇談論乳癌的文章指出，巨噬細胞釋放一種生長因子，鼓勵癌細胞把自己拉長，變成可移動、侵入的形態，為轉移做準備。這些細長的癌細胞繼而釋放出一種化學物質，進一步活化巨噬細胞——導致更多生長因子被釋放，以此類推。一個正回饋循環於是建立。[11]說得更生動一點，巨噬細胞和癌細胞似乎彼此鼓舞，導致癌細胞士氣高漲，然後準備從乳房揮兵，尋找新地盤加以征服——譬如肺，或肝，或大腦。

但完全以化學訊息的交換描述細胞交互作用，就像試圖把人類求愛描繪為不過是費洛蒙的交流。為了更深入了解活體內細胞之間的情況，我們需要參考顯微新技術觀察到的結果，這項巧妙的技術能在活躍腫瘤不透明的環境中，看見個別細胞。阿爾伯特·愛因斯坦醫學院（Albert Einstein College of Medicine）約翰·康迪利斯實驗室（John Condeelis's lab）研發出的「活體」（intravital）顯微鏡揭露，腫瘤內部的巨噬細胞與癌細胞搭擋進入血管，但要不是有巨噬細胞，癌細胞自己將無法穿透血管。不妨想像巨噬細胞有嘴巴，能撬開兩個相鄰的血管細胞，然後打個孔洞，讓癌細胞由該孔洞逃逸，占據身體的其他部位。[12]癌細胞非常渴望逃脫，因為他們本身在腫瘤內的大量繁殖，創造了令人窒息的擁擠環境，極度缺乏氧氣。因此，造成癌症惡性轉移的不只是一個異常細胞，而是兩個，一個癌細胞，加上一個正常、健康且非常有用的巨噬細胞。

身為科學作家必須謹防報導過分誇張和擬人化，不過就這個問題，相關科學家早已替我這麼做了。康迪利斯實驗室的兩位年輕成員在二〇一五年製作了一部短片，展示導致乳癌轉移的巨噬細胞與腫瘤細胞交互作用——既有動畫，也有實際的顯微影片。電影開始時，敘事者之一（一位研究生）以不祥的聲調思忖道，這部片究竟屬於哪個電影類別：「恐怖片……動作片……還是戰爭片。」[13] 美國國家衛生院（National Institutes of Health）院長在個人的部落格中，將這部電影比作《不可能的任務》（*Mission: Impossible*），然後上氣不接下氣地寫道：

> 在儘量不**劇透**的情況下，我想說影片涉及癌細胞從乳房腫瘤逃逸並擴散（或稱轉移）到身體的其他部位。在此過程中，那些殘忍的癌細胞利用膠原纖維驚險逃脫，並徵召名為巨噬細胞的關鍵免疫細胞，擔任協助與唆使其惡性擴散的雙面間諜。[14]

仰賴巨噬細胞進入血管以便轉移到體內新部位的癌症，不只有乳癌。目前為止，證據顯示巨噬細胞幫助了肺癌[15]、骨癌，胃癌和其他癌症的轉移。巨噬細胞在癌症生長過程中的邪惡作用並不止步於將腫瘤細胞護送進到血流。一旦抵達腫瘤細胞決定落腳的遠端位置，巨噬細胞便展開血管生成的工作——打造新血管來滋養腫瘤。[16]（血管生成的工作是否由引導癌細胞進入血液的同一個巨噬細胞接手，仍屬未知，至少就我知道的情況是如此。）

和癌症串通理當足以使巨噬細胞喪失好人資格，但那可不是巨噬細胞唯一的害人之舉。從痤瘡到關節炎，許多病理狀況，或至少是令人煩惱的狀況，都是發炎引起的。而發炎和多種白血球有關，其中打頭陣的就是巨噬細胞。譬如痤瘡普遍被歸因於細菌感染，就連抗菌洗面乳pHisohex的製造商也宣傳自家產品會「打擊引起痤瘡和丘疹的細菌、汙垢和油脂」。[17]不過，如今眾所皆知，這些醜陋疹子可能在沒有細菌嫌疑犯的情況下發生。[18]在人類生命週期的晚期階段，我們發現巨噬細胞與關節炎和糖尿病有關，而且會啃噬現有的骨頭，產生骨質疏鬆症。

通往心臟的血管可能是最難想像會有出軌的免疫細胞的地方之一，變得越來越狹窄的血管可能導致心臟病發作和中風，而這長年來被認為是脂肪沿動脈壁沉積的結果。追求「心臟健康」的人都被告誡要戒掉飲食中的飽和脂肪和膽固醇，最好別碰一切紅肉和所有形式的脂肪。「動脈粥狀硬化（atherosclerosis，使心臟動脈變窄）都是脂肪和油脂害的，」哈佛醫學院心臟病學家與教授彼得．利比

（Peter Libby）說，「多數醫師將動脈粥狀硬化視為明白易懂的管道問題。」[19]然後，研究發現這些動脈中的「壞」膽固醇會引起發炎，導致中風和心臟病發作——根據利比表示，這是「身體防禦系統背叛我們」的另一個例子。[20]發炎代表巨噬細胞的累積，而二〇一五年有篇文章聲稱，巨噬細胞累積「對動脈粥狀硬化各個階段都有重要的作用」。[21]

目前，強調發炎是人類疾病的成因之一，甚至是**唯一**的成因，已到了一窩蜂的程度。格羅普曼在二〇一五年《紐約客》的文章（該文別具意義的其中一個原因是，它給了巨噬細胞高於清潔工的地位）指出「越來越多醫生……相信，發炎是許多疾病的根源，包括失智症、抑鬱症、自閉症、注意力不足過動症，甚至老化」。[22]從飲食上消除脂肪和膽固醇已經不夠，「抗炎性飲食」排除加工食品、乳製品，很多時候連肉類都不要了。儘管這樣的飲食可能造成體重減輕（也許不失為是好事一件），沒有堅實證據顯示它可以抑制炎症性失調，或以其他辦法抑制巨噬細胞的行為。[23]

有一種方法可以解決巨噬細胞明顯的不可預測性，就是放棄「巨噬細胞」這個分類，然後假定有許多子細胞分類在從事我們歸屬於巨噬細胞的各種活動。

據推測，每一類巨噬細胞都有一套他們會乖乖遵守的專屬遺傳指令。有一段時間，負責殺死微生物的「M1巨噬細胞」和著重傷口癒合的「M2」變種，曾是科學家比較偏好的區分方式，但這種分類仍無法解釋M2為什麼「包含了在生物化學和生理學上有巨大差異的細胞」。[24]或者，誠如某個沮喪的研究團隊所言，「我們沒有能輕易數完的有限變體，而是有數量無限的分化（活化）巨噬細胞。」[25]加強對巨噬細胞的功能分類是個常見的反應，有篇二〇〇八年的文章提議：

> 我們認為，一個更具參考意義的巨噬細胞分類依據應該建立在維持恆定性（對生物體健康據說必不可少的平衡狀態）的根本巨噬細胞功能之上。我們提出三種這樣的功能：宿主防禦、傷口癒合和免疫調節。[26]

但巨噬細胞在唆使癌症，或促使威脅生命的發炎性疾病中的作用呢？這些活動代表什麼「功能」？事實證明，將腫瘤細胞帶進血流的巨噬細胞，似乎既不符合典型分類M1，也不符合M2，[27]這暗示我們應該少聚焦在靜態類別，更注重個別巨噬細胞的突變性。聽起來很瘋狂，但也許他們並沒有遵循任何「指示」，他們只是做自己想做的罷了。

第九章

微小心智

Tiny Minds

早在二十世紀分子生物學家勝出之前，整個免疫學領域已展開對個別巨噬細胞的密切觀察。觀察通常是博物學家的工作，他們耐心地蹲在灌木叢中，研究諸如野生動物行為等主題。實驗室科學家則傾向採取積極干預，其中可能包括把動物的大腦切塊，研究其生物化學成分。幸好，細胞生物學之「父」既有博物學家的耐心，又有雄心勃勃的實驗室研究員的知識飢渴。

俄羅斯動物學家艾利・梅契尼柯夫（Elie Metchnikoff）才華洋溢，個性執著，在研究扁蟲和海綿時被巨噬細胞吸引，保羅・克魯夫（Paul de Kruif）一九二六年出版的《微生物獵手》（*Microbe Hunters*）一書中形容他「就像出自杜斯妥也夫斯基小說的某個歇斯底里人物」。[1]巨噬細胞本身已經很搶眼了（他們是能在其他身體細胞當中移動的大細胞），而梅契尼柯夫是第一個發現巨噬細胞的人，他們還有更教人嘖嘖稱奇的招數：他們藉由將粒子（像是微生物）包裹起來，暴露於強大的消化酶中，加以攝食，這一過程被梅契尼柯夫稱為吞噬作用（phagocytosis）。問題是，巨噬細胞怎麼知道要攻擊誰，又要放過誰，哪些細胞或粒子是「正常的」，哪些又該被摧毀。梅契尼柯夫的答案基本上是說，享有身體細胞「最強獨立性」的巨噬細胞可以靠自己做決定[2]——保護被他們認為屬於「自我」（self）的細胞，然後吞噬剩下的一切。

多數梅契尼柯夫的同代人立即拒絕了這種解釋。哲學家陶伯寫道，「說吞噬細胞（巨噬細胞）是自身命運的擁有者，以及生物體自我的調解者，被認為是太過生機論的概念。[1]」[3]意思是，他們認為這解釋幾近神祕主義。一個用顯微鏡才看得到的細胞，怎麼可能會做決定？一方面，他太小了，而且無疑徹底缺乏任何類似神經系統的東西。另一方面，他又太大了，至少和被二十世紀分子生物學家日益認定為體內一切事物仲裁的個別分子相比。此外，細胞到底是什麼，難道不是被以脂質為主的膜密封起來的一群蛋白質、脂質、核酸和其他化學物質？我在二〇一六年一次電話訪問中，詢問阿爾貝托·曼托瓦尼（Alberto Mantovani，研究巨噬細胞在腫瘤發展中扮演角色的早期先驅之一）對「細胞決策」日益受到關注有什麼看法。他要我重複這個用語一遍，然後笑了出來。

但這是不爭的事實：在梅契尼柯夫因「生機論」的科學罪行而被開除的一個多世紀後，這個禁忌用語開始受到人們的尊敬。我說「一個多世紀」是因為無法在科學文獻找到它首次出現的確切時間。到了二〇〇五年的時候，「（不帶引號的）細胞決策」一詞，出現在文章標題；五年後，它成為國際會議的主題。我不清楚曼托瓦尼怎麼會沒聽過，或許出於禮貌我也就沒追問了。不過我承認，這個概念即便對我來說都有點稀奇古怪。

理論上，細胞決策是「細胞在沒有相關聯的遺傳性或環境差異的情況下，接受各不相同、在功能上重要且可遺傳的命運的過程」。[4]可以翻譯為「我們不了解且無法預測的過程」。對巨噬細胞和阿米巴原蟲這樣的可移動細胞來說，最常見的決定之一就是接下來要去哪，對此我們人類只能做大略的推論，譬如他們將朝可食用的或其他有吸引力的物質前進。但這是個非常籠統的評論。活

1　譯註：生機論認為生命擁有一種自我的力量，這種力量是非物質的，因此生命無法完全以物理或化學的方式加以解釋。

體顯微鏡這類的新技術使追蹤活體組織中個別細胞的行為成為可能，其觀察結果揭露了驚人的高度個體性。若計算一組樣本細胞的移動總體平均值，多數細胞其實自行其事，走著離平均值很遠的路。[5]腫瘤內的癌細胞表現出「極端的多樣性」。[6]NK細胞，亦即「自然殺手」（natural killer）細胞，如巨噬細胞，攻擊微生物之類的目標，但不一定會殺死他們。二〇一三年有篇文章報導說，大約一半的NK細胞坐在場邊看好戲，只有少數會變成人類觀察者所謂的「連續殺手」。[7]受HIV病毒攻擊的另外一種免疫細胞「T細胞」，也就是源自胸腺的淋巴性白血球，更是令觀察者感到挫折，因為他們四處移動：

> 做著一連串重複的猛衝，一再聚成一團，然後延伸。這循環似乎是由一種內在的節奏驅動，每個循環為期約兩分鐘……T細胞每次「猛衝」期間，都朝相當一致的方向行進，甚至可能在幾個循環中都朝同方向繼續前進。然而，在每次停頓之後，細胞極有可能朝另一個方向出走。[8]

無法完全預測這個事實，不意味著無法說明。科學家提出「隨機雜訊」

（stochastic noise）作為細胞運動的一種解釋，也就是說細胞會受到其他細胞（或細胞外液中粒子）的隨機推擠。分子在任何流體或氣體中都以由溫度決定的速度進行運動。有時它們和彼此碰撞，而後朝新的方向彈開，這會給人一種自主運動的感覺。另一種解釋是，與細胞碰撞的某些粒子或分子並非完全「隨機」，因為它們含有被編碼為化學訊息的資訊。舉例來說，巨噬細胞和其他免疫細胞使用名為細胞激素（cytokines）的小蛋白質，在發炎部位召喚其他同類前來幫忙。因此，一個堅定的決定論者可能會說，細胞沒有「決定」該做什麼，而是被告知該做什麼。

不過，遭到隨機推擠，或在被推擠的同時接收可理解訊息的經驗，對於世上堅信自己擁有「自由意志」的唯一生物（也就是我們人類），也是很常見的事。走在人行道時，我可能會與其他行人發生碰撞，這顯然是隨機的，然後導致我走得離人行道邊緣更近或更遠些。同時，我可能從手機收到文字訊息，建議我趕緊或別忘了去取一些雜貨。我必須在決定最佳步行方向和速度之前先處理所有剛收到的數據，像是擁擠的人行道、購物清單。可能還有其他因素會使我改變自己的路線。譬如若我試圖避開人群中的某人，就可能會突然加速，偷偷溜到轉角處。通過繁忙人行道的人類和細胞之間的差異之大，無疑近乎不可理解。一個細胞是一個細胞；一個人類是由數兆個細胞組成——其中約一兆左右的細胞致力於收集和解析來自環境的訊息。可是無論是個別細胞，還是我們稱為「人類」的細胞群，每一秒鐘都在做著同一件事：處理剛收到的數據，然後做決策。

我從自己的非正式賞鳥經驗，學到非人類決策的重要一課。住在下佛羅里達礁島群（lower Florida Keys）的海灣側時，我對朱鷺的群體行為起了好奇心。當夕陽西下，牠們會聚集到附近的紅樹林島過夜；大約在日出前後，再次起飛前往覓食地。我認為這兩個事件，不是由陽光的角度和強度，就是朱鷺的領袖或某種中央委員會驅動的。不然鳥兒怎知該何去何從？但進一步觀察揭露，晨飛可能是多達一百隻鳥共同協調的動作，也可能個體和小團體在稍微不同的時間前後起飛，是凌亂而無政府的行為。我問一位動物行為學家（康乃爾大學的老朋友），什麼因素控制著牠們的行為，他沒有排除陽光的影響，也沒有排除朱鷺中可能存在趨勢創造者，但表示清晨有很多的推擠和哄勸。換句話說，沒有任何東西照著我所尋找的決定論方式在「控制」牠們，沒有一個開／關按鈕告訴鳥類留在原地或起飛覓食。我在不經意間偶然發現所謂的哈佛動物行為定律

（Harvard law of animal behavior），該定律與墨菲定律（Murphy's law）有關：「就算你有設計得最漂亮的實驗，和受到最細心控制的變量，動物高興幹嘛就會幹嘛。」[9]

儘管有細胞生物學博士學位，我壓根沒料到像朱鷺這樣有夠「傻頭傻腦」的生物竟然會做決定，無論是單獨或集體做出的決定，就像我沒想到個別細胞的行動不完全由細胞的環境和基因決定。就連腦袋比鳥類還要小的許多生物實體都被認為有「做決策」的能力。二〇〇七年，一支德國團隊在果蠅身上發現了他們所謂的「自由意志」。果蠅被拴在和黏在沒有任何感官線索、全白鼓的內部，因而陷入癱瘓。儘管如此，備受折磨的果蠅竭力試圖飛翔，人類則在一旁即時記錄牠們的運動，並對牠們進行各種數學分析。結果是，果蠅的運動並非數學意義的隨機運動；它們是自發的，發自昆蟲本身。[10]果蠅為什麼會產生非隨機但又完全不可預測的運動模式？根據研究團隊的負責人比約恩・布林布斯（Björn Brembs）表示，不可預測性可以帶來一個生存優勢：在設計上更「命定性」的生物類型（譬如受到警告時總是向右移動的生物）將更容易成為掠食者的盤中飧。

布林布斯表示，有位神經生物學同僚批評果蠅實在「太小」，無法從事決策，更不可能有崇高的「自由意志」。但牠們絕非展現自主行為的最小生命或擬真物質。噬菌體（phage lambda）可能是生物學家最熟知的例子，他是一種病毒，掠食我們腸道中常見的居民——大腸桿菌。病毒是一束或兩束通常是DNA的核酸，外層被蛋白質包裹，唯有透過電子顯微鏡才能看見，而噬菌體這種病毒在發展過程中必須做出一項至關重要的選擇：當有誰穿透了一個大腸桿菌細胞，此時這個穿透者可以停留在那裡保持休眠狀態，在細胞分裂時被動地繁殖核酸，他也可以立即**裂解**細胞——將細胞劈開，然後釋放一大群後代去入侵其他大腸桿菌。科學界花了多達數英畝面積的紙張，只為了想用微分方程式計算預測出噬菌體和大腸桿菌之間的接觸方式，最後得到的答案卻是，這似乎取決於個別噬菌體的決策。[11]

從細胞到分子，從分子到原子和次原子粒子——隨著尺度縮小，自發性程度只會益發增加，直到我們進入發生在量子層級的狂野舞會為止。量子物理學顯示次原子粒子的行為有不可預測的本質。舉例來說，當一束電子穿過兩道窄縫時，每個電子都會「選擇」要進到哪個窄縫。就原子或次原子粒子而言，我們不可能同時知道它在哪裡，以及行動的速度有多快。著名的物理學家弗里曼·

戴森（Freeman Dyson）表示：「原子擁有某種跳來跳去的自由，而且它們似乎完全靠自己做選擇，不受任何外界的影響，因此在某種意義上，原子具有自由意志。」[12]

這番話帶有一個含蓄的免責聲明：沒有人暗示細胞或病毒或次原子粒子擁有意識、欲望或個性。他們擁有的是**能動性**（agency），也就是開始一個動作的能力。倘若就連這句話也像是個魯莽的陳述，那是因為我們相當不習慣將能動性視為除了人類、上帝或某些「有魅力」大型動物（如大象或鯨魚）以外的任何生物的屬性。我在此取用的是這個字的哲學意涵，就像傑西卡・李斯金（Jessica Riskin）在其傑作《不安的時鐘》（*The Restless Clock*）中說的「類似於意識，但更基本、更簡陋，是一個原始的、必備的特質。一個東西沒有能動性，就不會有意識，但沒有意識，也可以有能動性」。[13]她繼續說，能動性「純粹是一種在世上行動的固有能力，以一種既非被預先決定也非隨機的方式行動」。[14]我們常在口頭上把能動性歸屬給明知沒有意識、甚至沒有生命的事物，像是說「這輛車根本不想要發動」，但我們其實完全明白車子並沒有「想要」任何東西。李斯金的觀點是，始於十七世紀中葉興起的決定論科學，其使命一直是消除來自自然界的最後能動性。有人告訴我們閃電是電荷，不是神不悅的表現。阿米巴原蟲不是因為「想要」而移動，而是因為受所處環境中的化學梯度驅動。對受過科學訓練的人說某事不可預測，她將盡其所能地找到預測和控制他的方法。但能動性並不局限於人類或他們敬拜的神靈和鍾愛的動物身上。它散布在整個宇宙中，直到人類可想像的最小尺度。

科學能夠回應李斯金的論點。根據認知科學領域的最新研究，人類天生具有在烏有之中看見能動性的傾向，因為這樣做曾一度為人類帶來生存優勢。想像高草叢中的每一次騷動都意味著豹（或其他有危險性的生物）正在逼近，準備攻擊，對史前時代的人或原始人類而言是明智之舉。認為騷動代表有豹可以趕緊逃跑；而且就算猜錯了，損失的也只不過是短暫的內心平靜罷了。但如果認為只是一陣微風吹過，實際上卻真的是一頭豹，你就成了豹的午餐肉。因此，大腦透過演化使我們偏向接受比較可怕的情境，以及逃跑的選擇。我們已變成認知科學家口中「亢進的能動性偵察裝置」：我們在雲層中看到臉孔，從雷聲中聽到譴責，甚至在什麼也沒有的時候會感覺到處都是有意識的生物。這已成為科學論證反對宗教的一個關鍵，關於該主題最著名的一本書叫《為什麼有人會信上帝？》（*Why Would Anyone Believe in God?*）。

如果從想像的豹突然躍到一神論的神祇顯得有些倉促，可能是因為認知科學家跳得太快了。重點不是原來很多豹根本不存在，而是在原始人類和早期人類生活的世界，豹經常出現。許多祖先可能非常清楚他們的判斷過度謹慎了，而這是我們可以理解的選擇。今天讓人比較難理解的是，我們在一個有大量其他「行動者」（指的是可用爪子或鰭在幾秒鐘內俐落地摧毀我們的動物）的星球上演化。若稍微回想人類在可自行狩獵之前，似乎一直仰賴非人類掠食者的剩食，那麼從推測疑似有掠食者轉變為世上存在道德意義含糊的「神靈」，好像就比較說得通了。換言之，掠食者也是衣食父母，有點像後來出現的神祇。

因此，科學主張把能動性歸給自然世界是個錯誤，不過從演化的意義來看，這可是個有用的錯誤。相反地，我想說的是，真正錯誤的是把自然當作被動的、根本上惰性的機制，而且這也許是人類有史以來犯下的最大錯誤。誠如墨欽所言，「自然之死」把自然世界從常常充滿威脅性但是友善的地方，變成了有待利用的資源。[15]二十世紀的生物學家決心將生物學還原為化學，傾向直接跳過細胞層級的生命。分子比活細胞更容易管理和預測。不過，生物學這樣做導致了種種悖論和謎團，像是助長癌症或引發自體免疫疾病的免疫細胞問題。透過還原論科學的視角，就連生命本身也變成了一個謎團，只能被當作極為複雜的一連串分子事件加以分解。今天，我們傾向把「神祕」的狀態，賦予某個熟悉度可比生命的東西，也就是意識。

如果這當中有任何教訓，肯定和謙虛脫不了關係。儘管老是吹噓自己的智慧和「複雜性」，我們並不是自身命運或其他任何事物的唯一決定者。你可能勤奮地運動，吃受醫學吹捧的健康飲食，然後還是因為被蜜蜂螫了一下而死。你可能是苗條健美的健康典範，但體內巨噬細胞仍可能決定和一顆初發腫瘤同甘共苦。梅契尼柯夫比在他之後的任何生物學家都了解這一點。他拒絕了延續至今的和諧與整體性的傳統理論，提出一種以體內衝突為基礎並透過人體自身細胞爭奪空間、食物和氧氣繼續運作的生物學。我們可能透過個人習慣，甚至最終也許能透過醫療技術，說服免疫細胞做更負責任的行動，影響這些衝突的結果；不過我們無法控制他。而且我們肯定不能預先阻止衝突不可避免的結果，即死亡。

第十章

「成功的老化」
“Successful Aging”

保持健康苗條並管理自己身體的壓力不會隨著年齡增長而消失——事實上，壓力只會越來越大。朋友、家人和醫生開始叨念變老的人加入健身房、「吃得健康」，最起碼也要每天散步。在承受壓力數十年之後（體力勞動者的話，則是身體竭盡全力之後），本來想像有張躺椅或吊床在等著你，但事實不然，最起碼只要你有錢使用健身設備的話，未來比較可能出現的是跑步機和滑輪下拉機。在針對長者寫的眾多自助書中，有一本跋扈地下了命令：

> **每週運動六天直到生命盡頭**。抱歉，不過就是這樣。沒得商量。沒有彈性。別找藉口。六天，認真地運動，至死方休。[1]

這種嚴厲養生之道背後的理由是「一旦年過五

十，運動不再是隨人喜好。你必須運動，否則就等著變老」。你或許已從賺錢養家的工作退休，但你的新工作來了，上健身房。「把它想成一份好差事，因為它真的是。」[2]

五十五歲以上的人是健身房會員增長最快的客層。少數健身房刻意鎖定老年客層，譬如「銀球鞋」連鎖健身房（Silver Sneakers），在某些情況下甚至刻意阻止比較年輕的人加入，其理論依據是老年人不想被大肌肉男或穿彈性緊身衣的苗條女威脅。若白髮健身客的存在不足以驅退年輕人，有些健身房選擇不提供自由重量訓練，一部分是因為重物墜落的聲音據說會讓老年人不舒服，一部分則是因為老年人比較愛使用健身機器，而可能把自由重訓視為對他們的一種責備。我去的混齡健身房五十歲以上的會員比較多，也就是「運動不再是隨人喜好」。更熱血的人可能把上健身房當作健康養生之道的一部分而已；為保持健康，他們早上跑步或騎幾英里的自行車。馬克是五十八歲的白領勞工，早上六點做完運動才上班，下班後再運動一次。他的目標？「繼續前進。」生存的代價是無止盡辛勞。

談到健康老化的典範，我們經常提到珍妮・露易絲・卡爾芒（Jeanne Louise

Calment），她是一名法國女性，一九九七年去世，享年一百二十二歲，是史上經認證最長壽的人。[3]卡爾芒一生從未工作，但可以說她「有在練身體」。丈夫還在世的時候，她和她富有的丈夫喜歡網球、游泳、擊劍、打獵和登山。她八十五歲那年才開始擊劍，一百二十一歲在療養院時甚至每天一早就在輪椅上做體操。任何尋求長壽飲食祕訣的人都會失望；她喜歡牛肉、油炸食物、巧克力和磅蛋糕。她抽菸，有時還抽雪茄，以今天的標準而言實在難以想像。不過，反吸菸倡導者若知道她人生最後幾年持續咳嗽，應該會感到寬慰。

這是「成功的老化」，除了需要投入大量時間之外，和根本沒老化幾乎是難以區分。人類學家莎拉・蘭本（Sarah Lamb）與人合著了一本有關該主題的書[4]，將成功老化的概念溯源到一九八〇年代，而且在整個西方世界都可找到其蹤跡，它也被稱為「主動的老化」、「健康的老化」、「有用的老化」、「生氣勃勃的老化」，還有「抗老化」和「優雅老化」。[5]蘭本指出：

世界衛生組織將二〇一二年世界衛生日獻給健康老化，歐盟將二〇一二年訂定為歐洲主動老化年。[6]在北美和西歐，健康老化、主動老化和成功老化的中心比比皆是。有關該主題的通俗文化和自助書籍市場蓬勃發展。[7]

亞馬遜網站上現在提供的書籍有：《成功健康的老化：一〇一種感覺更年輕、活得更長壽的最佳方法》（*Successful and Healthy Aging: 101 Best Ways to Feel Younger and Live Longer*）；《生長死短：通往真正健康與健康老化的指南》（*Live Long, Die Short: A Guide to Authentic Health and Successful Aging*）；《不要溫順地走：嬰兒潮和所有世代的成功老化》（*Do Not Go Gentle: Successful Aging for Baby Boomers and All Generations*）；《顛倒勇：逆轉老化，每天花三十分鐘讓你看起來年輕十歲》（*Aging Backwards: Reverse the Aging Process and Look 10 Years Younger in 30 Minutes a Day*）；當然還有《給傻瓜的健康老化入門書》（*Healthy Aging for Dummies*）。這些書都有個共同的重要主題：老化本身是異常且不可接受的。誠如《越活越年輕》（*Younger Next Year*）的醫師合著者在小標「『正常衰老』不正常」底下所寫：

> 我對科學了解得越深，就越清楚這樣的病痛和惡化（心臟病發作、中風、常見的癌症、糖尿病、多數跌倒、骨折）**不是**變老的正常現象。它們是一

種侮辱。[8]

誰該對這侮辱負責？答案是，每個人都負有個人的責任。成功老化的書籍都堅稱，只要服從必要的紀律，任何人都能獲得健康長壽的人生。健康完全操之在己，無論你在此之前曾有怎樣的傷疤——過勞、遺傳缺陷或貧窮。那些書籍也不怎麼關注影響老年人健康的物質因素，譬如個人財富，或獲得交通和社會支持的管道之類的。除了靠你的健身教練或成功老化大師，其他你得靠自己了。

不幸的是，大師們的指示非常不一致，也不容易遵循。在飲食方面，再沒有像成年人一般飲食建議般簡單明瞭的指示了。你應該採用原始人飲食法，還是著重複合式碳水化合物的飲食？你是否應該排除所有不是來自酪梨或橄欖的脂肪？我們被大量建議遵循「地中海飲食」，但不包括希臘旋轉烤肉和義大利熟食冷肉盤？也許我們根本不該吃任何東西。許多研究表明，限制熱量或間歇性禁食可延長老鼠和其他動物的壽命，但用在人類身上的有效性仍有爭論，[9]儘管其實多數人會覺得半處於飢餓狀態的人生不值得活。我若有辨識出任何通則，我認為最重要的通則是剝奪：你想要吃的任何東西，因為它很肥、很鹹或很甜，如今都該為了成功老化擱到一旁。

至於運動，我們也找不到明確的指示。誠如前文引用的書籍，有些文獻特別指定做運動的約略數量，譬如每週六天，每次約四十五分鐘，而且運動要分成心血管功能的加強和肌肉的訓練。但總的來說，處處都是讓人有疑慮的不確定性。很多時候我們只是被敦促要「活躍積極」或「動起來」，理由是再小的動作也可以延年益壽。「即使你不能四分鐘跑完一英里，也要繼續跑。如果你不能跑，那就走，但絕對不要停下來。」[10]對久坐的人而言，在辦公桌前起立坐下會有幫助，還可以試著把車停在目的地以外約一個街區。一名中年婦女表示「我瘋狂地保持活動狀態，因為若有任何休息時間，我就會邊坐邊對自己的無所事事感到內疚」。[11]無所事事等於老化；不斷活動才能獲得健康與長壽。就連帕金森氏症的顫抖都可以被樂觀地看作一種有益健康的運動，畢竟那會燃燒卡路里。你唯一不該做的事就是整天坐著，然後讀一本談健康老化的書。

老化也有光明的一面，譬如野心、好勝心和欲望的衰退。貝蒂·傅瑞丹（Betty Friedan）在七十多歲時把注意力從性別轉向老化，寫下《生命之源泉》（*The Fountain of Age*）並告訴一名採訪者，隨著年齡增長，人們「越來越忠於自己。他們不再在乎別人對自己的看法，像是不在乎在鄰居之間要輸人不輸陣，也不再擔心『我會不會讓自己出醜？』」[12]另一位著名的女性主義者、出生澳大利亞的英國人琳內·西格爾（Lynne Segal）發現藝術家往往在老年時期繳出最棒的傑作，將她內容豐富又不失公允的書，取名《時日不多：老化的樂趣與危險》（*Out of Time: The Pleasures and Perils of Ageing*）。我能以親身經驗為各位補充，老化還帶來拒絕努力，以及拒絕把握每個潛在義務和機會的神清氣爽。

不過，哪怕最有活力的老年人到頭來都會意識到，老化基本上就是殘疾的疊疊樂，而且通常早在六十五歲獲得美國醫療保險資格或收到第一張社會安全支票之前就已經開始了。視力喪失一般始於四十多歲，於是有了對老花眼鏡的需求。更年期在婦女五十多歲的時候到來，這時骨頭也逐漸疏鬆變空。膝蓋和下背部疼痛好發於四、五十歲的人身上，損害了「成功老化」必須的活動力。我們這些長輩們在健身房裡和彼此抱怨，「真是天殺的沒完沒了」，而且這些事大多平淡無聊到連拿來閒扯淡都難。美國人口普查局報告指出，將近四成的六十五歲以上老人至少患有一種殘疾，其中三分之二表示他們有行走或攀爬的困難。[13]然而，我們仍挺住，偶爾屈服於有關節炎的關節或肌肉拉傷，但總是謹記任何重大停頓（譬如持續兩週或更長的時間）都可能導致災難性的健康垮台。「你不是因為老化變得懶散，」我們被反覆叮嚀，「你老化是因為變得懶散。」

若我們能夠想像沒有殘疾的存活，永生不朽無疑會變成相當誘人的目標。可是除了以矽谷億萬富翁為代表的極少數人口，幾乎沒有人想要延長被看護餵食和「盥洗如廁」的壽命，直到下一個生物醫學突破出現。謙虛一點，「成功老化」的目標通常被描述為「壓縮發病」到一個人生命的最後幾年。換句話說，在度過健康、活躍的一生後，迅速死亡。後面這目標可能有助於解釋近年來「極限」和危險運動的崛起，至少在有能力負擔滑雪勝地、雪板，或一趟尼泊爾之旅的人當中蔚為風潮。當窮人因為不健康的生活受到責備，富人則因登頂聖母峰接受稱讚。這項活動的死亡率為百分之六點五，[14]而且若不包括裝備或機票費用的話，基本花費約十萬美元起跳——不過健身愛好者會很高興得知，登山客如今已有無麩質和純素飲食可選擇。[15]

但要是沒有雪崩和高山症插手，在健康、活躍的一生後趕緊歸西的目標可能根本水火不容。對多數人而言，最可惡的情況是，每個為維持健康採取的微小措施（所有的剝奪和勞累）只是增加了我們和綁手綁腳又羞辱人的殘疾共生的機會。《紐約時報》專欄作家觀察表示，「我們為延長壽命所付出的代價，是高比例的晚年殘疾。」[16]生命沒有任何保證。

儘管沒有保證，願景倒是不計其數，其中「越活越年輕」絕非最不切實際的承諾。護膚產品曾經自滿於「抗老」的能力，如今越來越多改口聲稱能「逆齡」，同時養生教練和網站告訴我們，年輕的外表是「自我感覺良好」的一部分，而感覺良好被認為對任何年紀的健康都不可少。把美貌（至少也是代表美貌的青春）增添到養生套裝方案的功臣，非新興的「名人養生」企業家莫屬。首先不得不提的是演員葛妮絲・派特洛，她的數位公司Goop自二〇〇八年起持續傳授有關美容、保健，食譜和購物的小撇步。演員布蕾克・萊芙莉（Blake Lively）於二〇一三年創立了她的「生活風格公司」，旨在「過一種與眾不同的、精心挑選的生活」，而且把居家裝飾的指點也納入業務範圍。[17]

這個產業的基本設定是客戶有閒有錢，有能力消費六十美元的「具有專利庫柏技術的嫩膚枕套」，或五千美元的「高頻熱凝」皮膚緊緻療程，以及許許多多其他商品的服務。如果你有充足的銀彈購買這類小工具和干預措施，就可以靠著狂灑鈔票買通累人的「越活越年輕」抗老之旅，踏上一條奢侈享樂的路，一條目的不在挑戰而是縱容自己的路。名人養生企業家阿曼達．貝肯（Amanda Bacon）單憑「月亮果汁」（Moon Juice）的健康產品變得家喻戶曉，提供一系列藥膏和飲料代替運動養生法，貝肯在產品中添加大量自己喜歡的稀奇昂貴成分：「何首烏、銀針茶、珍珠、靈芝、冬蟲夏草、Quinton海洋水、蜂花粉和白樺茸。」此處傳達出一種自我寵愛的基調，同時反映在這些品項的成本上，以及「調配」與取得它們需要花費的時間。《紐約時報雜誌》記者莫莉．楊（Molly Young）評論：

> Goop（以及月亮果汁等後起之秀）販售的是一種概念，鼓勵人們每天花好幾小時，專注於她最細微的情緒變化、食物選擇、美容儀式、運動習慣、例行沐浴和睡眠時間安排，認為人們這麼做不僅情有可原，而且值得被如此對待。他們販售的是包裝成終極奢侈品的自我專注。[18]

不令人意外地，這些名人背書的養生技巧並不完全有憑有據，不過當然也可能有些大規模隨機雙盲試驗是我不知道的，像是針對食用珍珠有益身體健康之類的研究。不過，在同樣被動且不用流汗的養生技巧中，有一些的科學信譽稍微高一點，「觸摸治療」就是一例。眾所皆知，人類的嬰兒，也許還有許多哺乳類動物的新生兒，唯有被抱在懷裡並加以撫觸才會長得好。順此邏輯，有些養生服務供應商猜測，現代社會的成年人也受到「接觸剝奪」之苦——特別是老人，他們可能失去了伴侶，或失去了對伴侶的興趣，於是在沒有親密關係的情況下衰老。

幸好，觸摸很容易商品化，變成水療中心、醫院和養老護理中心提供的按摩或「治癒觸摸」療程。有一間照護住宅興奮地告訴我們，觸摸可降低血壓和血糖並提高警覺，毫不保留的擁抱則「強化免疫系統、緩解疼痛和憂鬱、改善情緒、減輕壓力、降低心率，而且可以預防帕金森氏症」。[19]擁抱可由照護者提供，或從剛起步的「摟抱產業」取得；該產業計價提供非性愛的擁抱。[20]

老化發炎

醫學自二十世紀起將老化視為一種疾病，而不是生命週期的正常階段。婦女習慣從青春期到更年期的「醫療化」生活，其中懷孕和分娩是急性事件，需要高強度的醫療監控，干預也經常發生。不過，由於老化無藥可醫，老人幾乎是自生自滅，在過去這曾經意味著富含通寧和酏劑的酒精飲料或古柯鹼，至少在短時間內可能非常有效。直到一九六〇和七〇年代，研究人員才提出次細胞層級的老化理論，在當時的還原論生物學看來，次細胞層級是唯一值得關注的層級。這裡說的就是「端粒理論」(telomere theory)：細胞每分裂一次，其染色體（端粒）尖端就會變短一些，直到無法進一步分裂細胞為止。

該理論有它的問題——許多類型的細胞不會繁殖，至少不經常繁殖，譬如心臟細胞和神經元，但還是莫名地老化了。不過，這也為可能會延長並強化端粒的藥物提供了誘人的商業機會，儘管其藥物前景尚未實現。老化過程的許多其他化學因素已被辨認出來，每種都有人提出專屬的對抗萬靈丹。自由基是一九八〇和九〇年代最常見的罪魁禍首，引發了一陣食用維生素E和硒之類抗氧化劑的短暫熱潮。事實證明毫無用處。甲基化(methylation)，也就是在蛋白質或核酸上添加甲基，對細胞健康是必需的，並且被認為是由葉酸等維生素B群促使發生的。但維生素B群對延緩老化的作用充其量是有待商榷。[21]也有人提出，細胞的DNA內可能發生突變，導致細胞內損傷的累積，目前尚無治癒方法。

上述提出的所有衰老化學途徑都發生在個別細胞內，並且都暗示一種被和老化聯想在一起的深層趨勢——衰變和熵（decay and entropy）。通常我們會將其類比為最終導致機器，或機器的運作零件壞掉的「磨損」，只不過細胞不是機器，而且其運作零件是反覆遭破壞然後再生的分子或分子簇。蛋白質是細胞的基本化學成分，不斷被細胞內的消化酶撕裂，然後再以全新構建的蛋白質替換。細胞代謝中一些關鍵蛋白質的半衰期只有幾分鐘，這代表出錯的機會很多，糾正錯誤的機會也很多。可是隨著年齡不斷增長，錯誤會累積，直到細胞的完整性受損。接下來，事情就有趣了。

受損細胞會吸引免疫細胞，更確切地說是受損細胞會發出吸引免疫細胞的化學信號，免疫細胞於是吞噬生病的細胞。有些免疫細胞吃相不佳，會留下殘渣或碎屑之類的東西，於是又引來更多的免疫細胞。巨噬細胞尤其會被受損細胞吸引。事實上，在對抗微生物之外，他們在人體內的主要「功能」正是清除這類受到損害的細胞。因此，細胞損傷的位置變成了發炎區，巨噬細胞在那裡積累，然後吸引更多的巨噬細胞一起分食。微生物引起的發炎固然可以挽救生命，但當目標是人體自身的細胞或受損細胞時，發炎的過程無論多麼緩慢，最終將導致死亡。

義大利免疫學家克勞迪奧・弗朗西斯（Claudio Franceschi）在二〇〇〇年提出了「老化發炎」（inflammaging）這個新詞，以描述整個生物的老化過程。老化絕對不僅僅是個別細胞衰變的簡單過程，它涉及巨噬細胞積極動員處理細胞損傷的增生部位。弗朗西斯的理論今天被廣泛接受，「老化發炎」被不祥地描述為「慢性悶燒的氧化壓力和炎症壓力」。[22]老化的指標性疾病，譬如動脈粥狀硬化、關節炎、阿茲海默症、糖尿病和骨質疏鬆，都是發炎性疾病，其特徵在於局部巨噬細胞的聚集。以動脈粥狀硬化為例，巨噬細胞擋在通往心臟的動脈，在那裡大啖脂質直到動脈終於堵塞為止。在第二型糖尿病中，巨噬細胞聚集在胰臟，破壞產生胰島素的細胞。骨質疏鬆症是住在骨頭裡的巨噬細胞「蝕骨細胞」（osteocytes）被活化，殺死正常的骨細胞。與阿茲海默症有關的發炎最初被認為代表巨噬細胞嘗試控制堵塞阿茲海默大腦的β澱粉樣蛋白斑塊。不過最新研究顯示，巨噬細胞可能其實被斑塊活化，因此實際上是在推進疾病的發展。[23]

這些不是「退化」疾病，不單純是「錯誤」和蜘蛛網的堆積。它們是免疫系統對身體主動且似乎有目的性的攻擊。為什麼會發生這樣的情況?也許我們應該改問:為什麼它不該發生?老人的生存沒有任何演化上的重要性,因為那個人不再能夠繁殖——除非有人想辯論祖父母在延長後代壽命方面的作用。從達爾文主義的角度來看,也許消滅老年人,以免他們用盡可以留給年輕人的資源,是更好的情況。所以我們可以說,老化的種種疾病幾乎可以說是利他的。就像內建的細胞死亡(也就是細胞凋亡)把體內受損的細胞清理得一乾二淨,各種老化疾病也可清除生物學上無用的老人雜亂——只是沒清得那麼乾淨。而這種觀點在現在這樣的時代可能特別有吸引力,今日有關老化的主要論述著重在老齡化人口有害的經濟影響。若沒有發炎性疾病完成使命,我們可能必須求助於安樂死。

不管多麼良善,老化疾病最終可能會被個人感受為一種背叛——至少從社會或經濟的角度而言是如此。菲利普・羅斯(Philip Roth)筆下的艾菲曼是他最後幾部小說中的主角,艾菲曼與多數羅斯小說中的羅斯式、著迷性愛人物大抵相同,必須面對自己身體的衰退。七十多歲、退休且與家人關係疏遠的艾菲曼仍在挑逗比自己年輕至少半個世紀的女人。不過,多數時候,他越來越衰老——

受陰莖越來越靠不住以及動脈粥狀硬化的折磨，後者導致他每年都需要做一次心臟手術。小說的場景從候診間到醫院，然後再回到故事一開始的墓園，益發令人感到幽閉恐懼。墓園舉行著家庭葬禮，也是他最終將長眠的地方。羅斯不太可能對動脈粥狀硬化的發炎或細胞基礎有太多認識，但他寫下「老年不是一場戰役，而是一場大屠殺」，可謂準確地總結了這個生物學情況。[24]

因此，無論免疫細胞為年輕人做了哪些好事，譬如防止微生物感染，他們的使命——或者該說，他們在老人體內的作用——是摧毀生物體。關於他們為什麼這麼做的問題可以更天真地簡化為：免疫細胞是「好的」，還是「壞的」？是朋友，還是敵人？多數情況下，科學家用「自相矛盾」的作用或一把「雙面刃」等說詞含糊迴避這個問題。巨噬細胞可以拯救我們的生命，也可以促進致命的腫瘤生長。嗜中性白血球（neutrophils）是最早到達感染部位的免疫細胞之一，可以殺死入侵者或開啟陷入慢性發炎的漩渦。科學家有時會求助於道德評斷的語言，也就是「好的」和「壞的」。舉例來說，某位研究員發表過多篇關於炎症的論文，試圖藉著把嗜中性白血球偶發的不良行為歸咎於他們所接觸的其他細胞類型（一般是其他免疫細胞），為嗜中性白血球免除責任：

在某些發炎狀況下，嗜中性白血球通常顯得是「壞」人，但這一般是受到周圍細胞釋放的其他分子影響所致。若沒有這種影響，嗜中性白血球的主要目的是解決發炎，所以綜觀來說，他們在發炎過程中算是「好」人。[25]

判斷免疫系統或其中任何細胞類型的有罪或無罪需要曠日廢時的的漫長審判。站在巨噬細胞的觀點，他們對生物福祉的貢獻眾所皆知：他們將胚胎塑造成人類胎兒；他們捍衛身體免受微生物入侵；他們參與抗原呈遞的過程；他們使身體沒有死亡和受損的細胞。至於破壞性的方面，他們促進腫瘤的生長和擴散；他們導致老化發炎的災難；他們是自體免疫疾病中的前線殺手。若我是巨噬細胞審判的檢察官，可能會以自體免疫疾病做結辯，我會指出這些疾病也許不證明巨噬細胞有主動惡意，但肯定構成過失殺人。巨噬細胞會為自己辯解，論稱不管造成多少有害的後果，他們不過是做了分內之事，譬如消滅受損的細胞。檢方可能反駁巨噬細胞在決定受損細胞生死方面有太多的自由裁量，而且甚至最初的傷害就是由他們造成的。

陶伯早在談論免疫學歷史和哲學的大作《免疫的自我：理論還是隱喻》（*Immune Self: Theory or Metaphor*）指出「免疫的自我，已被看成了一個有生命的實體」。[26]他選擇使用的被動語態，掩蓋了是誰如此看待「免疫的自我」，是他本人，還是一般免疫學家？不過更重要的問題是，說身體某些部分的行為像個「有生命的實體」究竟是什麼意思？免疫系統的細胞無疑處於不斷交流的狀態，並且能夠進行相當戲劇性的合作。舉例來說，巨噬細胞若需要擴大殺死細胞的消化酶的供應量，他只需要吞下嗜中性白血球，把嗜中性白血球的儲備酶量據為己有。因此免疫系統似乎算得上是個「系統」，可是它具有我們心目中「有生命的實體」應有的自主權嗎？若是如此，我們或許也該將神經系統稱為一種有生命的實體，因為它能夠（以飲彈或服毒自殺的形式）策畫和執行生物的死亡。

但它是一種什麼樣的實體？假設「自我」一詞還沒因大量用於隱喻而淪落得毫無意義的話，它是指另外的、影子般的自我嗎？我能想到最佳的比喻是，它是一種共生體，在我們體內維繫著一種共生關係，有時拯救我們，有時摧毀我們。可以肯定的是，它認為重要的事，不總是與我們看法一致，而且生物體內似乎沒有任何指揮和控制中心可協調這些不同目的。體內有很多小措施——

制約與平衡原則，抗炎和促炎的化學訊息——但沒有誰掌控大局。

危險在於，免疫系統的發炎預兆很容易推動致命骨牌。由巨噬細胞組成的斑塊可能突然阻塞冠狀動脈。阿茲海默症是一種大腦的發炎性疾病，可切斷控制呼吸的神經元迴路。發炎處的身體細胞受到損害，損害又引誘更多的發炎細胞聚集到受損的部位。年紀越大，巨噬細胞越沒有效率，在扮演對抗微生物入侵時吞噬細胞和防禦者角色上，不僅速度變慢，效率也降低。不過，這可能是為了讓他們的吃相比年輕時更亂，以便更能不經意地召喚更多巨噬細胞做後盾。慢性「悶燒」炎症很容易燃起熊熊大火。

我們都知道這會帶來什麼結局，雖然多數情況下我們寧願不去想。心跳和呼吸停止標誌了生物的死亡，所有人體細胞不會同時死亡，但許多細胞在幾分鐘或幾小時內就開始受折磨了。他們的線粒體腫脹，他們的缺陷蛋白質沒被替換，他們的細胞膜開始滲漏。巨噬細胞和其他吞噬細胞不完全仰賴血液中的養分，所以可能會撐得久一點，而且可能在匆忙吞噬受損細胞的過程中享受一場短暫的狂歡，但也很快就會因為血液循環缺氧而被壓垮。來自腸道的細菌統稱為微生物體（microbiome），他們穿透滲漏的細胞膜到達身體其他部位，然後開啟了分解的過程。接踵而來的是昆蟲，包括甲蟲、蒼蠅，以及蝴蝶（如果附近有的話）。蛆是分解的正字標記。莎士比亞曾說：「吾人為蛆自肥。」他對連國王也逃不掉被這些小蟲子吞噬的命運感到樂不可支。屍體之後可能遭體型較大的食腐動物攻擊也許是不幸中的大幸，包括烏鴉、禿鷹、老鼠、鬣狗、胡狼和狗，而牠們最起碼能把爛攤子清理乾淨。對史詩《伊利亞德》（*Iliad*）中的英雄們而言，他們認為敵人所能遭受的最大羞辱，就是被狗和烏鴉吃掉，從戰士和掠奪者淪為獵物。

無論你致力於健身的時數甚至年數多長，經過精心雕塑線條分明的肌肉會因死者體內的鈣滲透到肌肉而變得僵硬，導致屍僵（rigor mortis），等到分解開始時才會再度鬆弛。我們用營養補給品和超級食物呵護的器官拋下了它們被指派的功能。我們用正念練習馴服的大腦在心臟停止跳動後幾分鐘就會出錯。一名法醫人類學家如此報告：不出多久，「大腦迅速液化。它從耳朵流出，化成嘴巴的泡泡」。[27]一切化為一攤臭水，或是（聽起來更糟糕的）老鼠消化系統中的一口食物。

如果這些話聽來令人反感，容我提醒各位，我們的娛樂文化充斥著「活屍」、

「屍行者」，和其他貌似腐爛屍體的邊緣生物。他們總是張著嘴，露出一口爛牙，傷口流著血，眼珠子凹陷在眼窩裡，下巴可能開始與脖子融為一體，而且他們無疑正衝著我們來，準備飽食一餐。有鑒於社會在處置屍體方面一絲不苟，這樣的迷戀是有點怪。我們不太可能在人行道被屍體絆倒，但想看電影放鬆時很難不碰到他們——好像我們需要被人提醒肉身死後的未來。

第十一章

自我的發明

The Invention of the Self

現在我們回到本書稍早提到的一個問題。掌控大局的是誰？我們尋求對身體、思想和生活的控制，但實行控制的到底是誰，或是什麼？身體若沒好好防腐容易液化（或化為塵土），所以可以被排除在外。因此，我們希望敬仰的實體一定是肉眼不可見的，而且可能是無形的——是心智、精神、自我，還是像「身心靈」或新詞「身心」那種無法言喻的混合物。

腐爛的景象提供一股強大的動力去假設有某種無形的人類本質，不會隨著身體凋亡。看過了腐爛的屍體，關於「身心合一」的討論無疑不會太熱烈。事實上，對話可能轉向，轉而強調某種不朽的本質或靈魂的存在可以在沒有身體的情況下繼續存在。中世紀的天主教藝術家和神職人員利用腐爛屍體的圖像——有時有蛆在鼻孔和眼窩蠕動——強調為沒有軀體的生命做好準備的緊迫性。佛教僧侶在剛死去和腐爛中的屍體面前練習「屍體冥想」，以便銘記生命的無常。在基督教和伊斯蘭教的哲學中，靈魂是我們肉身動物所不能企及的永生的理想容器：靈魂是不朽的，因為它不知怎麼參與了長生不死的神性，或與長生不死的神性重疊了。今天，即使是非信徒也可能會以「靈魂」、精神，或模糊的「遺緒傳承」的想法自我安慰，使他們不畏懼腐朽。朗費羅（Longfellow）有句名言說：「你本是塵土，必歸於塵土，這是指軀殼，不是指靈魂。」[1]

但是，沒有人曾偵測這個實體的存在。事實上，被用來解釋星系形狀的假設物質「暗物質」證據確鑿的程度還勝過任何精神或靈魂。暗物質最起碼可間接透過其引力效應被偵測。我們可以談論某人的靈魂，說這靈魂是寬闊的或貧乏的，不過我們都知道這只是個比喻。關於無形個體精髓的所在位置有不同說法——心臟、大腦和肝臟——然而解剖卻沒發現任何痕跡，導致有些人推測它並不存在於特定區域，就像中國人所說的氣。一九〇一年，有位美國醫生指出，人體在死亡之際會減少四分之三盎司，也就是二十一克，於是論稱這意味著靈魂是一種有形物質。不過他的實驗無法複製，表明靈魂就算存在，也不具有特定位置，更沒有體積。「不朽靈魂」的概念就連在《聖經》中都遍尋不到。這概念是在《聖經》成書之後很久，才被異教的希臘人嫁接到基督教教義上。[2]

不朽靈魂的觀念並未從啟蒙運動中全身而退。靈魂靠上帝提供不朽性，當人們質疑祂的存在，或至少質疑祂的關注時，不朽的靈魂就被更世俗的自我概念取代。基督徒（和猶太人）大概是讀柏拉圖時「發現」了靈魂，自我卻從未被發現。它只是不斷堆積，顯然以歐洲文藝復興時期為起點。學者們可以喋喋不休地爭論自我的觀念（或任何歷史創新）出現的確切時間；他們總是能找到前例。不過史學家普遍同意，古代世界不存在靈魂或自我的模糊主張。「自我」（ego）是有的，與之並列的還有自尊和野心，但不是我們會和「自我」（self）聯想在一起的內省和內部質疑的能力。阿基里斯想要他的名字和事蹟被永遠記住；他沒有為了自己的動機或矛盾的忠誠感到痛苦。那種想法是後來才出現的。

萊昂內爾・特里林（Lionel Trilling）寫道：「在十六世紀末和十七世紀初，人性發生類似突變的變化。」他認為這是史學家弗朗西斯・葉茲（Frances Yates）所說「現代歐美人出現」的必要條件。[3] 隨著個體自我（individual self）的認知生根，布爾喬亞階級添購鏡子、委託繪製個人肖像、動筆寫自傳，而且越來越重視從擁擠城市化社會世界引發的種種想法中試圖「找尋」自我的任務。今天，我們理所當然地認為，在呈現給他人的自我之中，存在另一個更真實的自我，不過在尚雅克・盧梭（Jean-Jacques Rousseau）於一七八〇年代得意洋洋地宣告時，這個觀念還很新鮮。他說：

> 我正在做一件史無前例的事，而且沒有任何人能夠模仿我這麼做。我希望向我的同胞展示一個本性不假的人。這個人是我自己。就我自己而已。我知道自己的心，而且我了解人們。我不像我見過的任何人。我膽敢相信，我在這世上與眾不同。如果有天我變得一文不值，至少我獨一無二。[4]

這究竟是妄自尊大，還是叛逆政治思想家的驕傲主張？當代思想傾向認定是後者。畢竟，不管大革命結果多麼血腥，盧梭對法國大革命具有重要的知識影響力，而它可能是史上第一個同時主張個人「自由」和集體「團結」的群眾運動。盧梭對其個體自我的斷定令人振奮，但我們應該謹記的重點是，那是他的斷定——沒有任何證據，當然也很難想像可能有什麼樣的證據。一如史學家約翰．O．萊昂斯（John O. Lyons）所說，自我是「虛構出來的」（invented）。[5]

另一個大約與自我同一時間生根的棘手抽象概念是「社會」。就像自我一樣，社會不是可以用手指出來或加以衡量的東西，它是必須學習或分享的一個概念，是由個體自我聚集而成的一個幽靈實體。說得實際一點，讀者可以想像由眾多次單元組成的「超級生命」（super-being），笨拙地試圖整合他們的行動。社會觀念與自我觀念一起出現並非偶然，而恰恰是因為這個剛開始以自我為中心的個體似乎非常在意他人的觀點：我如何適應？我和他們比起來怎麼樣？我給人留下什麼印象？我們照鏡子不是要看清「真實」的自我，而是為了看清別人看到了什麼；而稱得上內省的一切通常是對於別人如何評價我們的痛苦評估。

如此巨大的心理「突變」需要一個從歷史角度出發的解釋。史學家通常會援引市場經濟越來越強勢所帶來的社會和經濟變化。由於固定的封建角色和義務失去了控制力，人們更容易把自己想像成有自發性改變能力（包括向上流動）的個體。也許你是個工匠，學會了商人的語言舉止；或者你是個商人，裝腔作勢冒充貴族。社會和信仰的傳統紐帶鬆動，甚至讓人有可能偷取另一個人的身分，就像十六世紀冒險家的著名案例。此人成功說服全村子的居民，稱自己是他們失踪的鄰居馬丹・蓋赫（Martin Guerre），他接下家族遺產，並與本尊蓋赫的妻子住在一個屋簷下，詭計直到三年後才被揭穿。[6]若可以從一個村莊遷居另一個村莊，從一個村莊遷居另一個城市，從一個社會階層進到另一個社會階層——歐洲內部戰爭的擾亂，無疑對新的流動性發揮了作用——你必須不斷監控自己給他人的印象。同時，他人變得越來越不可信任；你不能確定門面背後藏著怎樣的真實「自我」。

以新教為代表的宗教創新與資本主義的興起有關（儘管關聯的多寡，長期以來辯論不休），新教幫助靈魂轉變為現代的自我概念。宗教改革前的天主教教徒可藉由參加聖餐禮或向教堂捐獻大筆款項，確保死後上天堂，不過新教徒（尤其是喀爾文主義信徒）實行永久的內省，期望把自己的靈魂變得符合上帝的標準。每個稍縱即逝的念頭和意願都必須被監視，以防心生絲毫的罪惡衝動。儘管科學和世俗主義削弱上帝的概念，內省的習慣依然存在。心理分析師嘉思・阿蒙森（Garth Amundson）寫道：

人們繼續向內觀看，探進心靈的私生活，想找到關於生活的基本真理，但不認為這些真理是與自我內部的上帝對話的結果。因此奧古斯丁認為，我們透過向內觀察自我而發現的神祇被廢黜了，取而代之的是精神煥發地直面強大的私密情感狀態、幻想、希望和需求。對個人情感經驗真實且立即的認識，成為了用來創造誠實和「全心」生活的新重心。自我私生活的發展就這樣變成了某種被崇拜的對象。[7]

或者，就像西班牙史學家更簡單明瞭的說法，「現代盧梭主義的自我，感覺並創造了自己的存在，似乎繼承了過去被歸屬於上帝的特性。」[8]

在我們的時代，自我關注（self-regard）的語言有明顯的宗教特質。我們被教導要「相信」自己、「尊重」自己、忠於自己，還有最重要的是「愛」自己，否則別人怎麼會愛我們？二十世紀氾濫的大量「自助」建議，要求我們成為自己的「摯友」、寵愛自己、為自己騰出時間，而且經常要我們「頌讚」自己。如果使用「相信」這樣的詞語還未充分透露一種宗教立場，有個網站甚至鼓勵我們為自己創建一個神社來「崇拜自己」，神社可以放照片（大概是「自拍照」）、喜歡的珠寶，以及「香水、蠟燭、薰香之類的好聞小物」。[9]自我也許明顯不是該被崇拜的神祇，卻不比公認宗教中的上帝虛假。沒有任何人親眼見過自我和上帝，兩者都需要動用「信仰」。

在當今的資本主義文化中，自我已被進一步物化為一種商品，需要持續投入心力維持，意即「品牌」。名人顯然具有鮮明的「品牌」，由他們的才華（如果有的話）、「個性」和外表形象組成，這些全都可以被標價出售。甚至不求財富名望的人都被鼓勵開發一個品牌，自信地將品牌推向全世界，不要介意它與數百萬其他人的品牌沒什麼區別——開心、樂觀和「正向思考」自一九五〇年代起受到人們的鍾愛，無論是上班族，還是CEO。如果某些比較黑暗的自我，包含恐懼、怨恨和懷疑，仍藏在你精心構建的外皮之下，那麼你有義務加以隱藏保密。人們認為透過內在「肯定」（「我有信心、我值得愛、我會成功」）就能如願。

這有什麼問題？當然，有了「自知」（self-knowledge）和「自我憐愛」（self-love）之後，人們踏進了一個無邊際的鏡廳：自我如何被自我認識，又是誰在負責認識呢？如果我們愛自己，是誰在負責去愛？這是自省無可躲避的悖論：自我怎麼可以既是認識者，又是被認識的內容；既是主體，又是客體；既是愛人，又是被愛的事物？哲學家沙特（Sartre）說過一句名言，他人可能很煩，但真正的地獄是被永久監禁在自我之內。許多史學家認為，大約發生在十七世紀的自我意識崛起，與約莫同期在歐洲爆發的「憂鬱」(melancholy）流行有關，而且人們對此失調的主觀敘述，與我們今天說的「抑鬱症」(depression）非常接近。[10]慢性焦慮在十九世紀以「神經衰弱」的形式被認識，似乎是現代主義的另一種疾病。事實證明，受我們憐愛與培養的自我，脆弱而不可信賴。

與在它之前存在的「靈魂」不同，自我終將一死。當我們被勸告要「接受」自己的死亡，我們不僅會思索自己變成腐爛的屍體，還得思索一個難以想像的**沒有我們在其中的世界**。更確切地說是，一個沒有**我**在其中的世界。因為，我可以想像一個沒有其他人、甚至是我最愛的人的世界。可是一個世界沒有了我，沒有有意識的「主體」去凝視它，似乎在本質上自相矛盾。哲學家赫伯特·芬加萊特（Herbert Fingarette）寫道：

> 我能想像這個熟悉的世界繼續存在，即使我不再存在嗎？如果我嘗試，那

將是一個**我想像出來的**世界……是的，我能想像一個沒有我居住的世界。可是，我不能想像一個我從未設想過的世界。我對那個世界的知覺是無法消除的，同理，我對它的反應也無法消除。但這扭曲了我死亡的意義，畢竟死亡獨一無二的特徵就是不會對任何事物有知覺或反應。[11]

多數時候，我們太熱衷於一個獨特的有意識自我的觀念，以至於邏輯上和情感上皆無法想像沒有它的世界。某位曾與死神擦肩的醫師不止一次寫道：

> 每當我試著接受自己消亡的想法——刻意去想像世界在我消失後繼續生生不息，我的精髓再也不存在——我挖掘出一種恐懼，排山倒海而來，讓我的心智別過頭去，彷彿我對自己死亡的想像和觀念是同極相斥的兩個磁鐵，無論我多麼努力地嘗試都不願與彼此相接。[12]

每個人都可以想像自己死後會在世上留下一些痕跡，像是我們的兒女和受到我們影響的人，或是我們留下的文物和智慧財產。可是我也知道，一系列構成我的記憶、幻想和野心，將不復存在。我的意識發出的獨特（至少在我的想像中是如此）聲響將安靜下來，不再作聲。「太多時候，」哲學家羅伯特・C・索羅曼（Robert C. Solomon）說，「我們以自戀（self-indulgent）的想法面對死亡，覺得我的死是一件壞事，因為它讓**這個宇宙失去了我**（粗體為原文標記）。」[13]但如果我們認真想想，宇宙每年承受約五千五百萬獨特個體的死亡，倒是適應得還挺好的。

面對死亡時，凡夫俗子常爭搶著擴充自己的經驗，或以某種永不凋零的形式紀念自己。他們可能一一實現「遺願清單」上的冒險或旅行，或努力完成一項深藏多年的計畫。如果他們還算有錢或有名的話，可能用生命最後的歲月專心創造一份「遺緒」，譬如慈善基金會，這和古時候皇帝為自己設計陵寢是一樣的意思。有一位我認識但不熟的知名公眾人物用生前的最後幾個月籌畫了一場歡慶自己一生的活動，眾多要人都發表了阿諛奉承的致辭，包括他本人在內。可悲的是，幾十年後，他的名字說出來已沒人記得。

於是，我們口中的「成功老化」，至高意義的「成功老化」，被自我阻礙了。我見過事業有成的人把生命最後的歲月全消磨在謀取最後一次升遷或其他形式的讚賞，或脾氣暴躁地捍衛自己的聲譽，以確保現在和未來不受批評。這就是現代人面對死亡的方法。在我們努力提升和保護自己而承受難熬的極度恐懼時，經常會尋求需要更深入自我的治療。誠如阿蒙森表示，「心理治療患者會向內尋找真理，但在離開時卻沒帶走任何那些公認在形而上層面放諸四海皆準的東西，而只是更加重視『忠於本色』、『愛自己』和『照顧自己』等個人主義信條。」[14]

有個慰藉久負盛名，可消除一步步走向自我消融的焦慮，那就是把自己浸淫在某種「超越自我」的東西之中，某種想像的、沒有我們也會繼續活下去的超級生命。宗教烈士為上帝而死，士兵為國家而死，如果他的腦袋裝不下國家那麼大的東西，至少可以為自己的兵團或連隊而死。戰爭是人類最古老且最多人參與的活動之一，在人們的心目中，勇士會在戰鬥中欣然面對死亡，希冀在《伊利亞德》或《摩訶波羅多》（*Mahabharata*）之類的史詩，或自十九世紀起如雨後春筍般出現的戰爭紀念碑中被緬懷。對心生恐懼的士兵以及之後他們悲痛的倖存同袍而言，死亡被重構為一種「犧牲」（「終極的犧牲」），具有一切祭拜神靈的所有古老宗教含義。萬一終極榮耀的念頭還不足以消除恐懼，美軍還採用了越來越多的另類醫學，包括冥想、膳食營養補充劑和靈氣。[15]然而，真正的軍人被期待要死得平靜，且沒有遺憾。就像溫斯頓．邱吉爾（Winston Churchill）口中的詩人、一戰士兵魯伯特．布魯克（Rupert Brooke）：

他做好赴死的準備：他願意為心中親愛英格蘭的美麗與莊嚴而死：他以絕對的寧靜走向邊緣，毫無疑問地確信祖國參戰的正當性，而且心中對國人同胞沒有一絲恨意。[16]

但是，你不用成為勇士也能平靜地面對死亡。任何為了像是「革命」之類的理想而活的人，都可以想像理想會由新世代接手，於是一個人的死成了眾志成城事業的暫時中斷。有些人跌跌撞撞，然後倒下，或只是單純地老去，但還有其他人會繼續堅持。有一首關於喬．希爾（Joe Hill，一九一五年被誣陷殺人而遭處死的工人社運分子）的古老勞動者之歌告訴我們，就好像他根本沒有死去：

昨夜夢裡我見到喬．希爾
像你和我一樣，活生生的

我說，可是喬，你死去已經十年
我從未死去，他說
我從未死去，他說……

只要有工人罷工的地方
……喬．希爾與他們同在
喬．希爾與他們同在
從聖地牙哥到緬因
在每個礦坑、每個磨坊
只要有工人罷工和動員的地方
他說，你就會看見喬．希爾[17]

革命分子為她在乎的人民出生入死，堅信別人會在她倒下來時，接手扛起旗幟。對真正有信仰的人而言，個人死亡不是重點。奮鬥不息（*A luta continua*）。超級生命的壽命超越個體的想法不完全是妄想。人類是最好交際的生物之一。對二戰孤雛的研究顯示，即使吃飽穿暖，沒被擁在懷裡撫慰的嬰兒「長不大」，終將死亡。[18]比起和家族、社區有緊密關係的人，社交孤立的成年人比較容易被創傷和疾病打倒。無論是跳舞、唱歌，還是為蠱惑人心的政客歡呼，我們以參與團結、集體表達的活動為樂。即使人最私密的念頭也受語言結構的影響，而語言當然也是我們與他人互動的常用媒介。許多人如今主張，我們被互聯網越來越緊密地捲入一個單一的全球心智——不過在今日如此自我中心的文化中，互聯網也可以作為一面鏡子，或作為一種透過從他人身上獲得的關注量（幾個「讚」）來自我評估的方法。

正是人類經驗與嘗試不間斷地串連起來的想法，讓我在意外漫長的人生中堅持不懈。我會跌跤倒下；事實上，我老是跌跌撞撞，但其他人會接起火炬繼續前行。我不僅把「我的成果」（請原諒我的大言不慚）遺贈給倖存者，還留下一切人類與生俱來的精神和感官愉悅：坐在春天的陽光下、感受朋友的溫暖、解決一個艱深的方程式。一切都會在我死後繼續下去。在餘下的人生裡，我甘願做個人類超級生命的暫住細胞。

但這哲學觀點有一些缺陷。首先，它非常地人類中心主義。為什麼我們的

「生命巨鏈」（great chain of being）不包括與我們同住在一個星球上的其他生物，那些為人類從事勞動而受折磨或因人類擴張地盤而被迫離開家園的生物？雖然將象徵的火炬傳給狗，或最壞情境中的昆蟲和微生物著實難以想像，但我們對牠們絕對有一些情感依附。

然後，在我嘗試從人類超級生命持續存在的概念中獲取一些安慰時，遇到了一個更深層、更存在主義的問題：我們的物種本身似乎終有一死，而且在很多報導中被認為在劫難逃，最有可能的原因是全球暖化或核子戰爭，我們是自取滅亡。有些科學家算出「瀕臨滅絕事件」的機率在一百年內為百分之九再多一些，屆時將有多達百分之十的人類被消滅。[19]還有人懷疑我們的物種連本世紀都撐不過。環保主義者丹尼爾・壯萊特（Daniel Drumright）隨著對滅絕的覺悟日增而寫下，「我們正面對巨大到不成比例的發現，現有的一切都將化為烏有。」我衷心希望他是危言聳聽。他接著說，眼前正在形成的形勢，需要「一種人類在歷史上不曾親眼見證過的，魔鬼般的意識。這是一種需要與西方文化中精神錯亂幾乎沒有區別的情感成熟度的覺悟。」[20]

如果想像力夠強大，你也許會從宇宙中有其他生命形式存在的可能性得到安慰。地球大小的行星比比皆是，有可能提供與我們所處地球類似的其他棲息地，溫度適中，水源充足。此外，科幻迷知道，我們對生命由碳水組成的想像可能過於狹隘。宇宙中可能存在以其他化學物質為基礎的生命形式，或者甚至不是由常規物質組成的自我繁殖實體，譬如能量爆發模式、振盪的電流、暴食的黑洞。我們已經擁有變成電腦程式的人造生命，可複製並進化以適應不斷變化的環境。天曉得？這些「生命」形式有些可能是我們物種合適的繼承者，有能力去追求和愛。

但即便在此，我們對永生的渴望也碰了壁，因為如果當前的預測屬實，宇宙本身將在距離現在的二十八億年或二百二十億年後終結，當然啦，我們仍有充足的時間改善自己。有個劇本假設將發生「大擠壓」(big crunch)，過程中，擴張力量甚至會將原子撕裂。另一個劇本假設夜空變得空蕩蕩，現在分隔星系的巨大空白空間將持續生長直至吞沒一切。真空和完美的黑暗將占上風。兩個劇本都通往一個「沒有我們在其中的」世界的終極噩夢，這樣的世界比起少了每一個「我」在其中的世界更為黯淡——一個什麼都沒有的世界(如果這還能稱為世界的話)，連最微小的意識火花，或一丁點能量或物質都沒有。且讓我殘酷地改寫馬丁・路德・金恩（Martin Luther King）的名言，歷史的弧線雖長，終究會彎向災難性毀滅。[1]

1 譯註：金恩曾說：「道德宇宙的弧線雖長，終究會彎向正義。」

第十二章

放下自我，享受生活

Killing the Self, Rejoicing in a Living World

我們把自己逼進了一個哲學困境。一方面，我們假設了一個毫無生氣的物質世界。誠如二十世紀的生物化學家賈克．莫諾（Jacques Monod）所言，我想他必定是以一種慘勝的語氣說道，「人終於知道在宇宙的浩瀚無情中，他形單影隻。」[1]另一方面，我們緊抓著自我迷人無比的感覺，如今它可是被至少一個世紀的自我憐愛和自我專注灌水膨風。我們活得像個逃犯，總是試圖搶先不可避免的滅絕一步——再多吃一頓飯，再多賺一塊錢或一筆錢，再多做一次鍛鍊或醫療篩檢。然後死去……好吧，我們根本死不了，因為自我的死亡難以想像。

一直以來，解決這存在主義困境的傳統方法，是直接斷言在我們之外存在一個有意識的行動者，以神的形式存在。這個主張經常靠著脅迫獲得後盾。大約兩千年來，許多人——今日世界人口的絕大部分[2]——要不是堅稱這個神是全能的個體，就是起碼假裝接受這個想法。也許是為了使這位孤傲的神更容易被人接受，「世界各大宗教」還主張祂是至善而博愛的，儘管這方面的公關使祂顯得荒謬，因為一個善良慈愛的神不會釋放地震或殺死嬰兒。許多歐洲人在十八世紀地震摧毀里斯本之後發現信仰這樣的神需要極大付出。但這是大多數人願意付出的，因為替代方案是如此地可怕：要是知道自己最終會變成一堆垃圾，教人怎麼好好活著？或像無神論者經常被問起的：要是知道死亡之後只是虛無，教人怎麼不怕死？

現代學者幾乎一致讚譽一神教的興起是人類在道德和知識方面了不起的一大進步。神話中朝向一神論的過渡，有時是廣義萬神殿中某位多神信仰的神祇篡奪神力：譬如，耶和華必須趕走亞舍拉和巴力等早期迦南神祇。在政治上，過渡可能透過國王的法令突然發生，譬如法老王阿肯那頓、希伯來國王掃羅和君士坦丁大帝。事實證明，聲明單一個神壟斷至善（以耶和華為例，則是堅定不移的部落忠誠）也對國王權力的合法化至關重要，他可以稱其王權統治為神聖旨意。該制度在道德上有條有理，所有令人煩惱的道德問題都可以用唯一真神的美德無瑕解答，即使祂的動機對我們而言難以捉摸。

但朝向一神論的過渡也可以看作一個漫長的殺神過程，是對古代神靈持續不懈的捕殺，直到只剩下一個非常冷淡的抽象概念，因此我們需要「信念」。「原始的」（可能也是最初的）人類圖畫，畫的是充滿生靈的自然世界：動物能聽能說人類的語言，山川封存著獨立存在的生物，且受到人類的尊重和關注。十九世紀的人類學家愛德華．泰勒（Edward Tylor）稱這種世界觀是「泛靈論」（animism），而至今日，與伊斯蘭教和基督教等偉大「世界宗教」相比顯得特別雜亂無章、缺乏連貫性的土著信仰體系也被標籤（或該說是誹謗）為泛靈論。

從歷史來看，泛靈論之後進入多神信仰。泛靈論形形色色的靈如何凝結成不同的神，我們無從而知，但印度教被認為是史上最早的多神論宗教，起源於公元前二五〇〇年，而至今仍可以在象神（Ganesh）和哈奴曼神猴（Hanuman）等動物神的形式，以及以石頭為中心的鄉下祠廟中，看到泛靈論的痕跡。古代地中海世界、中東和西半球南部的宗教過去都是多神信仰，由能建立廟宇和支持不事生產祭司階級的階層化社會實現。

並非人人都樂於接受一神信仰的要求，它要人們放棄許多熟悉的神祇、動物神和精靈，以及祂們專屬的慶祝活動。阿肯那頓死後，埃及人又回歸多神信仰，希伯來國王們則殘酷鎮壓子民不斷重拾古老迦南宗教的行為。一神教信仰也有逐漸向多神教回歸的趨勢。基督教的上帝把自己分成三位一體。基督教和伊斯蘭教的聖徒數量激增；殘餘的泛靈論和佛教一同盛行（嚴格說來，佛教根本不該被視為有神論）。

「改革」運動在過去的五百年趕緊出手遏制這些偏差。在歐洲，宗教改革嚴厲打擊敬奉聖人，貶低三位一體，除去教堂的裝飾、薰香和其他特殊效果。在伊斯蘭教，瓦哈比派（Wahhabism）壓制了蘇非派（Sufism），還有音樂和藝術性的生物描繪。宗教的面孔變得空白且毫無特色，彷彿就連想像這世界上非人的行動者都必須被阻止。

正是嚴厲的改革版一神論為現代還原論科學的興起奠定了基礎。現代還原論科學把消除自然界能動性當作它的使命。科學並未著手消滅一神信仰的神；實際上，李斯金解釋說，最初這給祂帶來了更多工作。如果自然缺乏能動性，那麼一切將依靠「原動機」（Prime Mover）為世界注入生命。[3]但科學把祂逼到了角落，而且最終把祂變得無關緊要。當一九六六年《時代》雜誌封面呼應尼采問道「上帝死了嗎？」，消息正式走漏：我們人類獨自生活在一個凋謝的宇宙，是最後的有意識生命。而這是對「自我」奉若神明的知識背景。

重振使先人世界充滿活力的神靈已太遲，而且這樣的嘗試總是愚昧。但我們可以開始鬆開老派的、戀屍的科學對我們心智的控制。事實上，為了科學理性，我們必須這樣做。傑克遜．李爾斯（Jackson Lears）最近寫道，一味譴責自然世界的還原論科學「本質不『科學』，而是科學一個異常的、歷史偶然的樣貌——這樣的科學以自然是個被動機制的概念為基礎，機制的操作淺顯、可預測，遵從支配惰性物質的律令般規則」。[4]

科學很勉為其難地接納生命在細胞層級的能動性，研究人員現在承認，細胞層級的「決定」是關於何去何從，以及要殺死哪些細胞或與之結盟。對顯微層級能動性緩慢地改變心意，類似科學對非人動物有情感、理性、甚至意識的接受——這是遲至二〇一二年的一場神經科學國際會議上才得到的認可。[5]至於我自己，我對細胞做決策的概念不完全滿意，我還想進一步了解細胞如何做出決策，以及人類可以如何干預。但我不再期望發現這些決定是「堅決的」——譬如老派牛頓物理意義的一塊岩石因重力掉落，或可能是作為對細胞外部任何力量或因素的回應。

我最初的問題是關於人類健康，以及我們控制健康的可能性。假如早知道這只是屬於自然世界是否已死或某種程度上還活著這種更大問題的一部分，我可以從很多其他方面談起，譬如果蠅、病毒或電子，科學家研究認為它們擁有「自由意志」或做「決定」的力量。無論從哪開始，只要我們仔細觀察都會發現，自然否定了凋謝的、惰性的宇宙概念。科學傾向將物質的固有活動視為布朗運動（Brownian motion）或「隨機雜訊」而不予理會——那只是我們在嘗試測量或觀察某些東西時必然會出現的模糊性，以人類的話來說就是有點惱人。但其中一些活動的影響力遠不僅止於此，甚至不需要物質培養它們。在一個完美的空隙中，成對的粒子和反粒子可在不違反任何物理定律的情況下憑空出現。誠如史蒂芬・霍金（Stephen Hawking）所言：「我們是非常早期宇宙量子波動的產物。上帝真的在玩骰子。」[6]這些自發生成的粒子對或「量子波動」只存在一瞬間，眨眼就消失不再。但每隔數十億年左右，一些粒子對或「量子波動」會同時出現，結在一起構成物質的積木，也許再過幾十億年，就會引發一個新的宇宙。

也許，我們的泛靈論祖先看到了過去數百年我們因為僵硬的一神論、科學和啟蒙運動忽略的事物。也就是自然世界沒死，而是充滿各種活動，有時甚至充滿能動性和意向性。即使你認為安靜又穩固的地方，像是質子或中子內部這類的物質核心，其實也有如幽靈閃爍的量子波動。[7]我不會說宇宙是「活的」，因為這可能會招來誤導人的生物學類比。但宇宙是躁動的，不停地顫抖和震動，從巨大的空置地盤到最細小的縫隙皆然。

我在這裡像小蝦米般駁斥凋零物質的想法，但擺脫困境的另一部分是面對巨大的自我，因為它遮蔽我們的視野，把我們和其他生命分離，因而讓死亡成為難以容忍的可能性。誠如常見的軍事比喻所言，桑塔格生命的最後幾年都在「抗」癌。她曾在日記中寫道：「除非你能超越『我』，否則死亡難以忍受。」[8]在書中談論她的死亡時，桑塔格之子大衛．里夫（David Rieff）說，「但一生中做到這麼多事的她，卻怎麼也做不到這點。」[9]而且把最後的歲月花在一系列不斷加劇的醫療折磨，每次折磨都是為了增添幾個月額外的生命。

不過幾年前，我對任何批判自我為阻礙安詳死亡的討論，但卻不涉入精神分析的棘手領域或更嚇人的後現代哲學論述，感到絕望。但有個驚人的科學探索路線從長期被禁止、甚至定罪的「迷幻藥物研究」領域出現。大約在十年前，媒體開始出現有關將它們用於治療抑鬱症的報導，特別是絕症患者面對的焦慮和憂鬱。對此處的討論而言，這些藥物引人好奇之處在於，它們似乎是透過抑制、或暫時消除「自我」的感覺而起作用。

科學作家麥克・波倫（Michael Pollan）二〇一五年發表的一篇文章對這些新的研究做了絕佳的總結。[10]在每次典型的試驗中，患者（通常是罹癌患者）接受一定劑量的裸蓋菇素（psilocybin，「神奇蘑菇」裡的活性成分），然後在醫師的密切監督下，躺在舒適房間裡的沙發「神遊」幾個小時。當藥效退去，患者被要求寫下詳細紀錄，並接受頻繁的後續訪談。波倫引用實驗研究員之一的紐約大學精神科醫師對初步結果的發言：

> 本來明顯害怕死亡的人——他們失去了恐懼。一次服藥就帶來持續這麼久（最高達六個月）的效果，是前所未有的發現。這是我們精神醫學領域史無前例的事。[11]

當醫師以掃描定位大腦活動區塊來補充患者的主觀陳述時，發現藥物的作用其實就是抑制了與自我意識有關的大腦部分，即「預設模式網絡」（default-mode network）。大腦這部分功能被抑制得越徹底，患者敘述的經歷就越像不由自主發生的神祕經驗，患者在過程中經歷了「自我消散」（ego dissolution），或可能令人恐懼的自我的死亡，然後深刻地感到和宇宙合而為一，對死亡的恐懼亦隨之消失。迷幻旅程或神祕經驗越激烈，患者的焦慮和憂鬱就會越明顯地消除。一名癌末的五十四歲電視新聞總監在有醫療人員監督的裸蓋菇素旅程中說：「天哪，這下我全都懂了，如此簡單而美麗。」後來他補充說：「就連細菌也很美，我們這世界和宇宙中的一切都很美。」[12]十七個月後，他滿足地離開人世。這種宇宙生氣勃勃的感覺被一名英國心理學家主觀敘述的裸蓋菇素經驗所證實，他其實身體無恙，而且不是實驗室研究的一部分：

> 在某個時刻，你會轉移到一個有生命的超正常現實中。……一個人目光所及之處全都散發著美，好像他突然更清醒了。一切都像是活生生的，而且處於流動性的連接當中。[13]

在某些方面，自我是了不起的成就。人類歷史若是少了這具征服和發現的內部引擎，簡直難以想像。自我使我們保持警惕並注意威脅；虛榮心有助於促成人類的一些最佳表現。特別是在競爭激烈的資本主義文化中，人若沒有敏銳、反應迅速的自我，將如何生存？不過誠如波倫所言：

> 至高無上的自我（ego）可能成為一個專制君主。這點大概在憂鬱時最為明顯，此時自我（self）會背叛自己，接著無法控制的反省會逐漸掩蓋我們的現實。[14]

免疫系統也有一樣的情況。它一次次保護我們不受獵食的微生物攻擊，也可能背叛我們，造成致命後果。哲學家／免疫學家陶伯把自我描述為免疫系統的隱喻，不過我們也可以反過來說免疫系統是自我的隱喻。免疫系統表面上的工作是保衛生物體，但它可能是個會窩裡反的護衛，就像把劍對準皇帝的羅馬禁衛軍一樣。一如免疫系統會引發終將殺死我們的發炎，自我可以挑撥心理的傷疤——通常是某種挫敗感或遺棄感——直到可察覺的疾病出現，如強迫症、抑鬱症或嚴重的焦慮。

我是什麼？或者，既然個體性格不是這裡要討論的問題，我大可改問，你是什麼？首先，你是你的身體：身體不是我們拖著到處走的笨拙負擔，也不是有無窮延展性的黏土塊。數百年的解剖學和顯微觀察已經揭露，身體是由不同的器官、組織和細胞組成的，它們連結形成某種系統——最初被理解為一台機器，近年來則被認為是和諧而環環相扣的「整體」。不過觀察得越仔細，身體越顯得不和諧順暢。它充滿著細胞生命，有時甚至是對整體生物生存毫無興趣的交戰細胞。

然後，你是你的心智，有意識的心智，關於這點我完全仰賴主觀經驗，我想也算合情合理：我們可以想像，心智裡住著一個非凡的自我，一份「我」的精髓，不同於其他自我，而且始終保持一致。不過，密切關注你的想法，你會發現它們透過語言、文化和共同期望，被其他人的思想徹底占據。解答我或你是什麼的問題，需要提供一些歷史和地理的背景。

心智的核心也沒有不可改變的內核。思考的過程涉及不同神經元活動模式之間的衝突和結盟。有些模式和彼此同步並相互強化，有些往往相互抵銷，而且它們不是全都對我們的生存有貢獻。舉例來說，抑鬱症或厭食症或冒險強迫症代表突觸放電的模式，這些模式在心智（和大腦）刻下深層通道，不容易被有意識的行為控制，有時甚至對包括身心的整個生物體都有致命性。因此，即使沒有天災或瘟疫的幫助，我們還是必死無疑：我們無時無刻不在慢慢消耗自己，無論是用過度活躍的免疫細胞，還是自殺式的思考模式。

我從死亡不再只是個假設前景的年紀開始撰寫本書。我已經來到一個不能被婉轉稱為「中年」的足齡地位，而且由此產生的與年齡相關的限制變得越來越難以否認。三年後，我繼續躲避不必要的醫護關注，仍然不屈不撓地在健身房挑戰自己，就算我不再是健身房的明星，至少也是固定班底。而且我維持每天伸展的養生之道，其中有些動作可能算得上瑜伽。除此之外，我基本上吃得隨心所欲，放縱我的惡習，從奶油到葡萄酒都不放過。人生苦短，這些樂趣不該放棄，否則一生將太過漫長。

兩年前，我和一桌子全超過六十歲的友人坐在蔭涼後院，聊起適合我們這年紀談論的死亡。在場多數人都信誓旦旦地說他們不害怕死亡，只是怕死去前得受的折磨。我盡力向他們保證，只要堅持非醫療化的死亡，就能最小化、甚至徹底排除這種情況，無須受極端醫療干預的折磨延長區區幾小時或幾天的生命。此外，我們現在可能有辦法讓臨終變得更舒適，甚至真的很宜人——譬如臨終關懷、止痛藥和迷幻藥，在某些地方，法律甚至允許協助自殺（assisted suicide）。至少對有辦法這麼做的人而言，幾乎不用害怕個人折磨。遺憾的事肯定會有的，我最大的遺憾之一就是不能再觀察我感興趣領域的科學進展，而我幾乎對什麼都感興趣。我也不太有機會目睹我覺得科學即將發生的深層典範轉移，從以凋謝的宇宙的假設為本，轉向承認並試圖理解含有非人類能動性的自然世界。

死後進到凋零的世界，是一回事，比方任憑骨頭在只被一顆垂死星星照亮的沙漠裡枯白。死後進到有人類以外的能動性的世界，又是另一回事，這個世界充滿生機，最起碼有數不盡的可能性。不管是否有藥物或宗教幫忙，我們當中曾一瞥這個活力宇宙的人（我們多數人大概都在其列），不會覺得死亡是可怕地躍向深淵，反而更像是擁抱持續進行的生命。貝托爾特・布萊希特（Bertolt Brecht）在一九五六年臨終時，寫下最後一首詩：

在夏里特（Charité）的白色房間裡

我早上醒來
聽到烏鶇叫，於是更加
明白。這段時間以來
我對死亡的所有恐懼都消失。因為如果我消失了
我身體的任何問題也會消失。現在
我甚至能享受
我死後每隻烏鶇的歌唱。[15]

他時日無多，但沒關係。烏鶇們會繼續歌唱。

致謝

Acknowledgments

不是每個聽我提起這個寫作計畫的人都反應熱烈。有些人覺得這主題太晦澀；專家有時似乎討厭區區作家闖入他們的領域。因此我非常感激寫作過程中給我啟發和鼓勵的每個人：我的老友社會學家Arlie Hochschild，人類學家Erica Lagalisse，撥冗與我交談的許多學者，以及我在《異見者》（*The Baffler*）的編輯John Summers和Chris Lehman，本書有些片段的早期版本發表在《異見者》。這本書的誕生都要怪他們，因為他們一直慫恿我稀奇古怪的興趣。

在眾多貴人中，最重要的是我耐心十足、腦袋靈活的經紀人Kristine Dahl，以及大膽和我簽約的十二出版（Twelve）的編輯Deb Futter，他迅速為我提供了一份合約。在Deb之後接手的Sean Desmond把早期的初稿變得稍微前後連貫，而且費心把定稿變得有趣生動。謝謝Sean，也感謝眼尖的文稿編輯

Roland Ottewell。

以寫作維生以來，我第一次覺得自己需要事實查核員，也幸運地請到Yasha Hartberg（感謝演化生物學家David Sloan Wilson）。他對科學文獻和對哲學、歷史、社會學和流行文化有一樣的十足把握。

除了每個力挺到底的支持者，我還有自己的個人團隊，首先是我的孩子Rosa Brooks和Ben Ehrenreich。在我撰寫本書時，他們倆都出版了自己的書，但還是有時間讀我的草稿並給予建議。我的前夫John Ehrenreich也為本書提供了寶貴意見，同一時間還與他的妻子Sharon McQuaide合著了一本書。我特別感謝「經濟困境會報專案計畫」（Economic Hardship Reporting Project）的同事Alissa Quart——這位出色的作家與編輯提供了我需要的幫助。

我想以本書對我在洛克菲勒大學的論文指導教授，也就是才華橫溢、心地善良的免疫學家Zanvil A. Cohn，表達遲來多年的敬意，他對我跑去當作家和社運分子的決定很失望。他在一九九三年去世時，我還沒來得及對於浪費他的寶貴時間正式道歉。要是他活得再久一點，我希望他會把本書視為一點小小的補償。

註釋

Notes

前言

[1] Gary Stix, "A Malignant Flame," *Scientific American*, July 1, 2008, www.scientificamerican.com/article/a-malignant-flame-2008-07/

第一章　中年叛逆

[1] Alix Spiegel, "How a Bone Disease Grew to Fit the Prescription," *All Things Considered*, NPR, December 21, 2009, www.npr.org/2009/12/21/121609815/how-a-bone-disease-grew-to-fit-the-prescription.

[2] Paula Span, "Too Many Colonoscopies in the Elderly," *The New Old Age* (blog), *New York Times*, March 12, 2013, http://newoldage.blogs.nytimes.com/2013/03/12/too-many-colonoscopies-in-the-elderly/?_r=1&module=ArrowsNav&contentCollection=Health&action=keypress&region=FixedLeft&p

gtype=Blogs.
[3] John M. Mandrola, "Redefining the Annual Physical: A (Broken) Window into American Healthcare," Medscape, January 15, 2015, www.medscape.com/viewarticle/838132.
[4] Sandra G. Boodman, "Seniors Get More Medical Tests Than Are Good for Them, Experts Say," *Washington Post*, September 12, 2011, www.washingtonpost.com/national/health-science/seniors-get-more-medical-tests-than-are-good-for-them-experts-say/2011/ 08/10/gIQAX3OWNK_story.html?utm_term=.4eff254f9fcc.
[5] Ibid.
[6] "The PSA Test: What' s Right for You?," *Harvard Men's Health Watch*, March 2012, www.health.harvard.edu/mens-health/the-psa-test-whats-right-for-you.
[7] Gina Kolata, "Got a Thyroid Tumor? Most Should Be Left Alone," *New York Times*, August 22, 2016, www.nytimes.com/2016/08/23/health/got-a-thyroid-tumor-most-should-be-left-alone.html?_r=0.
[8] John Horgan, "Why I Won' t Get a Colonoscopy," *Cross-Check* (blog), *Scientific American*, March 12, 2012, https://blogs.scientificamerican.com/cross-check/why-i-wont-get-a-colonoscopy/.
[9] Ken Murray, "Why Doctors Die Differently," *Wall Street Journal*, February 25, 2012, www.wsj.com/articles/SB10001424052970203918304577243321242833962.

第二章　羞辱儀式

[1] Oxford Living Dictionaries, "ritual" (definition), https://en.oxforddictionaries.com/definition/ritual.

[2] Edith Turner, *Experiencing Ritual: A New Interpretation of African Healing* (Philadelphia: University of Pennsylvania Press, 2011).

[3] Simon Sinclair, "Evidence-Based Medicine: A New Ritual in Medical Teaching," *British Medical Bulletin* 69, no. 1 (June 2004): 179–96, http://bmb.oxfordjournals.org/content/69/1/179.full.

[4] Horace Miner, "Body Rituals Among the Nacirema," *American Anthropologist* 58, no. 3 (June 1956): 503–7, available at https://msu.edu/~jdowell/miner.html.

[5] Adam Burtle, "Doctors, Shamans, and Clowns," *Structural Violence*, May 3, 2013, www.structuralviolence.org/1273/doctors-shamans-and-clowns/.

[6] Anne Fox, "Drink and Duty: Extreme Drinking Rituals in the British Army," in *The Character of Human Institutions*, ed. Michael Egan (New Brunswick, NJ: Transaction, 2014), 74.

[7] Ellen Frankfort, personal communication.

[8] Robbie E. Davis-Floyd, *Birth as an American Rite of Passage* (Berkeley: University of California Press, 2003), 115.

[9] Quoted in ibid., 87.

[10] Quoted in ibid., 127.

[11] Ivan Illich, *Medical Nemesis: The Expropriation of Health* (New

York: Pantheon, 1976), chapter 2, "The Medicalization of Life," available at http://soilandhealth.org/wp-content/uploads/0303-critic/030313illich/Frame.Illich.Ch2.html.

[12] Irving Kenneth Zola, "Structural Constraints in the Doctor-Patient Relationship: The Case of Non-Compliance," in *The Relevance of Social Science for Medicine*, ed. Leon Eisenberg and Arthur Kleinman (Boston: D. Reidel Publishing Company, 1981), 245.

[13] Abraham Verghese, "Treat the Patient, Not the CT Scan" (op-ed), *New York Times*, February 26, 2011, www.nytimes.com/2011/02/27/opinion/27verghese.html.

[14] Abraham Verghese, "A Doctor' s Touch," TED talk, July 2011, www.ted.com/talks/abraham_verghese_a_doctor_s_touch/transcript?language=en.

[15] Ibid.

[16] Cara Feinberg, "The Placebo Phenomenon," *Harvard* magazine, January–February 2013, http://harvardmagazine.com/2013/01/the-placebo-phenomenon.

[17] David Cameron, "Placebos Work—Even Without Deception," *Harvard Gazette*, December 22, 2010, http://news.harvard.edu/gazette/story/2010/12/placebos-work-%E2%80%94-even-without-deception/.

第三章　科學的粉飾

[1] Craig Lambert, "The New Ancient Trend in Medicine," *Harvard*

magazine, March–April 2002, http://harvardmagazine.com/2002/03/the-new-ancient-trend-in-html.
[2] David M. Eddy, "The Origins of Evidence-Based Medicine—A Personal Perspective," *Virtual Mentor* 13, no. 1 (2011): 55–60, http://journalofethics.ama-assn.org/2011/01/mhst1-1101.html.
[3] Ibid.
[4] Gary Schwitzer, "Roundup of Some Reactions to NEJM Mammography Overdiagnosis Analysis," *Health News Review*, November 23, 2012, www.healthnewsreview.org/2012/11/roundup-of-some-reactions-to-nejm-mammography-overdiagnosis-analysis/.
[5] "Do Biopsies Spread Cancer?," *PR Newswire*, August 23, 2012, www.prnewswire.com/news-releases/do-biopsies-spread-cancer-167177565.html.
[6] National Cancer Institute, "Long-Term Trial Results Show No Mortality Benefit from Annual Prostate Cancer Screening," February 17, 2012, www.cancer.gov/clinicaltrials/results/summary/2012/PLCO-prostate-screening0112.
[7] Otis Brawley, "Epidemic of Overtreatment of Prostate Cancer Must Stop," CNN, July 18, 2014, www.cnn.com/2014/07/18/health/prostate-cancer-overtreament/.
[8] Andrew Pollack, "Looser Guidelines Issued on Prostate Screening," *New York Times*, May 3, 2013, www.nytimes.com/2013/05/04/business/prostate-screening-guidelines-are-loosened.html.
[9] Elisabeth Rosenthal, "The $2.7 Trillion Medical Bill," *New York*

Times, June 1, 2013, www.nytimes.com/2013/06/02/health/colonoscopies-explain-why-us-leads-the-world-in-health-expenditures.html?pagewanted=all&_r=0.

[10] Stephanie O'Neill, "Too Many Are Getting Unnecessary Prostate Treatment, UCLA Study Says," SCPR 89.3 KPCC, December 21, 2014, www.scpr.org/news/2014/12/01/48398/too-many-are-getting-unnecessary-prostate-treatmen/.

[11] http://108.163.177.220/print_frame.php?action=chapter&node=57639.

[12] Jenny Gold, "Your Annual Physical Is a Costly Ritual, Not Smart Medicine," CNN, April 14, 2015, www.cnn.com/2015/04/14/health/annual-physical-ritual-costly/.

[13] Audio clip from *Mad Men* at Hark.com, www.hark.com/clips/dhvqltmpww-dont-think-you-have-to-go-out-and-become-the-town-pump.

[14] Kathryn Joyce, "The Silence of the Lambs," *New Republic*, July 2017, 39.

[15] "Psychological Harms of Pelvic Exams," *For Women's Eyes Only*, January 2, 2013, http://forwomenseyesonly.com/2013/01/02/psychological-harms-of-pelvic-exams/.

[16] Lenny Bernstein, "Healthy Women Do Not Need Routine Pelvic Exams, Influential Physicians Group Says," *Washington Post*, June 30, 2014, www.washingtonpost.com/news/to-your-health/wp/2014/06/30/healthy-women-do-not-need-routine-pelvic-exams-influential-physicians-group-says/.

[17] Gina Kolata, "Annual Physical Checkup May Be an Empty

Ritual," *New York Times*, August 12, 2003.

[18] Peter Cappelli, "The Return of the Executive Physical," Human Resource Executive Online, March 5, 2007, www.hreonline.com/HRE/view/story.jhtml?id=10026321.

[19] Anthony L. Komaroff, "Executive Physicals: What's the ROI?," *Harvard Business Review*, September 2009, https://hbr.org/2009/09/executive-physicals-whats-the-roi.

[20] Arthur L. Caplan, "No Method, Thus Madness?," Center for Bioethics Papers, University of Pennsylvania Scholarly Commons, http://repository.upenn.edu/cgi/viewcontent.cgi?article=1042&context=bioethics_papers.

[21] Ibid.

[22] Quoted in Angus Rae, "Osler Vindicated: The Ghost of Flexner Laid to Rest," *Canadian Medical Association Journal* 164, no. 13 (2001): 1860–61, www.ncbi.nlm.nih.gov/pmc/articles/PMC81198/#r3-18.

[23] Quoted in Robbie E. Davis-Floyd, *Birth as an American Rite of Passage* (Berkeley: University of California Press, 2003), 256.

[24] Abraham Flexner, *Medical Education in the United States and Canada: A Report to the Carnegie Foundation for the Advancement of Teaching* (Boston: D. B. Updike, The Merrymount Press, 1910), 18.

[25] Robb Burlage, personal communication.

[26] Melvin Konner, *Becoming a Doctor: A Journey of Initiation in Medical School* (New York: Penguin, 1987), 38.

[27] Jeffrey P. Bishop, *The Anticipatory Corpse: Medicine, Power, and*

the Care of the Dying (Notre Dame, IN: Notre Dame University Press, 2011).

[28] Ibid.

[29] Farr A. Curlin, "Detachment Has Consequences: A Note of Caution from Medical Students' Experiences of Cadaver Dissection," in John D. Lantos, ed., *Controversial Bodies: Thoughts on the Public Display of Plastinated Corpses* (Baltimore: Johns Hopkins University Press, 2011), 57.

[30] Konner, *Becoming a Doctor*, 373.

[31] Ibid.

[32] Kolata, "Annual Physical Checkup May Be an Empty Ritual."

[33] Alice W. Flaherty, "Performing the Art of Medicine," *Total Art*, http://totalartjournal.com/archives/1186/performing-the-art-of-medicine/.

[34] "How Doctors Think," *Fresh Air*, NPR, March 14, 2007, www.npr.org/templates/story/story.php?storyId=8892053.

第四章　練爆身體

[1] International Health, Racquet & Sportsclub Association, "Global Fitness Industry Records Another Year of Growth," May 25, 2016, www.ihrsa.org/news/2016/5/25/global-fitness-industry-records-another-year-of-growth.html.

[2] Quoted in Marc Stern, "The Fitness Movement and the Fitness Center Industry, 1960–2000," *Business and Economic History On-Line* 6 (2008): 5, www.thebhc.org/sites/default/files/stern_0.pdf.

[3] Quoted in Herb Hennings, "Over the Hill" (column), *Kenyon Collegian*, December 4, 1969, http://digital.kenyon.edu/cgi/viewcontent.cgi?article=3312&context=collegian.

[4] "Why So Many Ph.D.s Are on Food Stamps," *Tell Me More*, NPR, May 15, 2012, www.npr.org/2012/05/15/152751116/why-so-many-ph-d-s-are-on-food-stamps.

[5] "More College Freshmen Plan to Teach: A Decrease in Altruism and Social Concern Is Found," *New York Times*, January 12, 1987, A15.

[6] Quoted in Stern, "The Fitness Movement and the Fitness Center Industry," 6.

[7] James Fixx, *The Complete Book of Running* (New York: Random House, 1977), 14.

[8] Gloria Steinem, "The Politics of Muscle," available at http://eng101fall09.wikispaces.com/file/view/Steinem_The+Politics+of+Muscle.pdf.

[9] Sharon Tanenbaum, "Jane Fonda Opens Up About Her Decades-Long Battle with Bulimia," *Everyday Health*, August 9, 2011, www.everydayhealth.com/eating-disorders/0809/jane-fonda-opens-up-about-her-decades-long-battle-with-bulimia.aspx.

[10] "The Soft Science of Dietary Fat," *Science* 291 (March 30, 2001): 2536–45, http://garytaubes.com/wp-content/uploads/2011/08/Science-The-soft-science-of-dietary-fat-21.pdf.

[11] Wanda Urbanska, *The Singular Generation: Young Americans in the 1980's* (New York: Doubleday, 1986), 100–101.

[12] Belmore Schwartz, "The Heavy Bear," quoted in Susan Bordo, *Unbearable Weight: Feminism, Western Culture, and the Body*, 10th anniversary ed. (Berkeley: University of California Press, 2003), 1.

[13] Allison Van Dusen, "Is Your Weight Affecting Your Career?," *Forbes*, May 21, 2008, www.forbes.com/2008/05/21/health-weight-career-forbeslife-cx_avd_0521health.html.

[14] Leah Binder, "Three Surprising Hazards of Worksite Wellness Programs," *Forbes*, February 4, 2014, www.forbes.com/sites/leahbinder/2014/02/04/three-surprising-hazards-of-worksite-wellness-programs/#51e20027466a.

[15] Rand Corporation, "Do Workplace Wellness Programs Save Employers Money?," www.rand.org/pubs/research_briefs/RB9744.html.

[16] John H. Knowles, ed., *Doing Better and Feeling Worse* (New York: W. W. Norton, 1977), 59.

[17] Quoted in Howard M. Leichter, "'Evil Habits' and 'Personal Choices' : Assigning Responsibility for Health in the 20th Century," *Milbank Quarterly* 81, no. 4 (December 2003): 603–26, www.ncbi.nlm.nih.gov/pmc/articles/PMC2690243/.

[18] Bipartisan Policy Center, "Are America' s Physicians Prepared to Combat the Obesity Epidemic?," June 23, 2014, http://bipartisanpolicy.org/library/are-americas-physicians-prepared-to-combat-the-obesity-epidemic/.

[19] Paula Cohen, "Group of Doctors Calls on Columbia Univ. to Oust Dr. Oz," CBS News, April 16, 2015, www.cbsnews.com/

news/group-of-doctors-call-for-dr-oz-to-be-ousted-from-columbia-university/.

[20] "The Yuppie America' s Economic Savior...Former Anti-war Activist Jerry Rubin Now Preaches the Gospel of Yuppiedom, Claiming That Yuppies Are Responsible for America' s Current Good Economy," SunSentinel.com, October 19, 1985, http://articles.sun-sentinel.com/1985-10-19/features/8502150535_1_yuppies-new-movement-real-estate.

[21] Josh Bersin, "Quantified Self: Meet the Quantified Employee," *Forbes*, June 25, 2014, www.forbes.com/sites/joshbersin/2014/06/25/quantified-self-meet-the-quantified-employee/#471a6863c5fe.

[22] Steven Rosenbaum, "The Quantified Self—Measuring to Curate Your Life," *Forbes*, May 17, 2015, www.forbes.com/sites/stevenrosenbaum/2015/05/17/the-quantified-self-measuring-to-curate-your-life/.

[23] Ray Kurzweil and Terry Grossman, *Fantastic Voyage: Live Long Enough to Live Forever* (New York: Rodale, 2004), 34.

[24] "Eric Topol," Wikipedia, https://en.wikipedia.org/wiki/Eric_Topol.

[25] Olly Bootle, "Gadgets 'Giving Us the Lowdown on Our Health,'" BBC News, August 12, 2013, www.bbc.com/news/health-23619790.

[26] David Browne, "The Rise of the Health Coach," *Men's Fitness*, www.mensjournal.com/health-fitness/health/the-rise-of-the-health-coach-20131206.

[27] Tony Horton, *Crush It!: Burn Fat, Build Muscle and Shred Inches with Ultra-Extreme Warrior's Workout!*, digital book, at Amazon.com, www.amazon.com/CRUSH-IT-Ultra-Extreme-Warriors-Workout-ebook/dp/B007UT2A9S.

[28] https://twitter.com/P90X/status/642034573803700224?ref_src=twsrc^google|twcamp^serp|twgr^tweet.

[29] Heather Havrilesky, "Why Are Americans So Fascinated with Extreme Fitness?," *New York Times Magazine*, October 14, 2014, www.nytimes.com/2014/10/19/magazine/why-are-americans-so-fascinated-with-extreme-fitness.html.

[30] "Zombie Apocalypse Update: October 31, 2015," CrossFit Games, https://games.crossfit.com/video/zombie-apocalypse-update-october-31-2015.

[31] Quoted in "Bantu in the Bathroom: Jacqueline Rose on the Trial of Oscar Pistorius," *London Review of Books* 37, no. 22 (November 19, 2015): 3–10, www.lrb.co.uk/v37/n22/jacqueline-rose/bantu-in-the-bathroom.

第五章　正念瘋

[1] Deepak Chopra, "How to Start Listening to Your Body," Oprah.com, www.oprah.com/spirit/How-to-Start-Listening-to-Your-Body.

[2] Michael Taylor, "What Does 'Listen to Your Body' Actually Mean?," *mindbodygreen*, November 15, 2013, www.mindbodygreen.com/0-11660/what-does-listen-to-your-body-

actually-mean.html.
[3] "Manichaeism," Wikipedia, https://en.wikipedia.org/wiki/Manichaeism.
[4] Quoted in Susan Bordo, *Unbearable Weight: Feminism, Western Culture, and the Body*, 10th anniversary ed. (Berkeley: University of California Press, 2003), 148.
[5] "New Microsoft Study Shows Rapid Decline in Attention Spans," *Mrs. Mindfulness*, http://mrsmindfulness.com/new-microsoft-study-shows-rapid-decline-attention-spans/.
[6] Alan Schwarz, "The Selling of Attention Deficit Disorder," *New York Times*, December 14, 2013, www.nytimes.com/2013/12/15/health/the-selling-of-attention-deficit-disorder.html?pagewanted=all&_r=0.
[7] Ibid.
[8] Lizette Borreli, "Human Attention Span Shortens to 8 Seconds Due to Digital Technology: 3 Ways to Stay Focused," *Medical Daily*, May 14, 2015, www.medicaldaily.com/human-attention-span-shortens-8-seconds-due-digital-technology-3-ways-stay-focused-333474.
[9] Ruth Buczynski, "Do Electronic Devices Affect Sleep?," National Institute for the Clinical Application of Behavioral Medicine, www.nicabm.com/brain-electronics-the-brain-and-sleep54892/.
[10] Steve Silberman, "The Geek Syndrome," *Wired*, December 1, 2001, https://www.wired.com/2001/12/aspergers/
[11] "Silicon Valley syndrome," Urban Dictionary, www.urbandictionary.com/define.php?term=Silicon+Valley+syndrome.

[12] Rebecca Greenfield, "Digital Detox Camp Is So Easy to Hate," *Atlantic*, July 9, 2013, www.theatlantic.com/technology/archive/2013/07/digital-detox-camp-so-easy-hate/313498/.

[13] Farhad Manjoo, "Silicon Valley Has an Arrogance Problem," *Wall Street Journal*, November 3, 2013, www.wsj.com/articles/SB10001424052702303661404579175712015473766.

[14] Evgeny Morozov, "The Perils of Perfection," *New York Times*, March 2, 2013, www.nytimes.com/2013/03/03/opinion/sunday/the-perils-of-perfection.html?_r=0.

[15] Liat Clark, "Vinod Khosla: Machines Will Replace 80 Percent of Doctors," *Wired*, September 4, 2012, www.wired.co.uk/news/archive/2012-09/04/doctors-replaced-with-machines.

[16] Dave Asprey and J. J. Virgin, *The Bulletproof Diet: Lose Up to a Pound a Day, Reclaim Energy and Focus, Upgrade Your Life* (New York: Rodale, 2014), ebook, location 125.

[17] Ray Kurzweil and Terry Grossman, *Fantastic Voyage: Live Long Enough to Live Forever* (New York: Rodale, 2004), 141.

[18] Ibid.

[19] Betsy Isaacson, "Silicon Valley Is Trying to Make Humans Immortal—And Finding Some Success," *Newsweek*, March 5, 2015, www.newsweek.com/2015/03/13/silicon-valley-trying-make-humans-immortal-and-finding-some-success-311402.html.

[20] Jeff Bercovici, "How Peter Thiel Is Trying to Save the World," *Inc.*, July/August 2015, www.inc.com/magazine/201507/jeff-bercovici/can-peter-thiel-save-the-world.html.

[21] Line Goguen-Hughes, "Mindfulness and Innovation," *Mindful*, November 9, 2011, www.mindful.org/mindfulness-and-innovation/.

[22] Soren Gordhamer, *Wisdom 2.0: The New Movement Toward Purposeful Engagement in Business and in Life* (New York: HarperOne, 2013), 4.

[23] Katie Hing, "Monk Who Inspired Gwyneth Paltrow and Emma Watson Now Worth ￡25 Million," *Mirror*, July 4, 2015, www.mirror.co.uk/3am/celebrity-news/monk-who-inspired-gwyneth-paltrow-6003291.

[24] Bill Barol, "The Monk and the Mad Man Making Mindfulness for the Masses," *Fast Company*, January 28, 2015, www.fastcompany.com/3041402/body-week/the-monk-and-the-mad-man-making-mindfulness-for-the-masses.

[25] Erin Anderssen, "Digital Overload: How We Are Seduced by Distraction," *Globe and Mail*, March 29, 2014, www.theglobeandmail.com/life/relationships/digital-overload-how-we-are-seduced-by-distraction/article17725778/?page=all.

[26] HarperCollins New Zealand promotional page for Soren Gordhamer, *Wisdom 2.0*, www.harpercollins.co.nz/9780061899256/wisdom-2-0.

[27] David Gelles, "The Mind Business," *Financial Times*, August 24, 2012, www.ft.com/intl/cms/s/2/d9cb7940-ebea-11e1-985a-00144feab49a.html#axzz24gGdUpNS.

[28] Marc Kaufman, "Meditation Gives Brain a Charge, Study Finds," *Washington Post*, January 3, 2005, www.washingtonpost.com/wp-

dyn/articles/A43006-2005Jan2.html.

[29] http://archinte.jamanetwork.com/article.aspx?articleid=1809754.

[30] I. Plaza, M. M. Demarzo, P. Herrera-Mercadal, and J. García-Campayo, "Mindfulness-Based Mobile Applications: Literature Review and Analysis of Current Features," *Journal of Medical Internet Research mHealth uHealth* 1, no. 2 (November 1, 2013), www.ncbi.nlm.nih.gov/pubmed/25099314.

[31] Jo Confino, "Google' s Head of Mindfulness: 'Goodness Is Good for Business,'" *Guardian*, May 14, 2014, www.theguardian.com/sustainable-business/google-meditation-mindfulness-technology.

[32] Emily McManus, "Why Aren' t We Asking the Big Questions? A Q&A with Ruby Wax," *TED Blog*, October 10, 2012, http://blog.ted.com/why-arent-we-asking-the-big-questions-a-qa-with-ruby-wax/.

第六章　社會脈絡中的死亡

[1] Susan Dominus, "The Lives They Lived; Ladies of the Gym Unite!," *New York Times Magazine*, December 8, 2003, www.nytimes.com/2003/12/28/magazine/the-lives-they-lived-ladies-of-the-gym-unite.html.

[2] Dick Cavett, "When That Guy Died on My Show," *Opinionator* (blog), *New York Times*, May 3, 2007, http://opinionator.blogs.nytimes.com/2007/05/03/when-that-guy-died-on-my-show/?_

r=0.

[3] Chris Crowley, "Harry Lodge: A Personal Memoir," *Younger Next Year*, March 16, 2017, www.youngernextyear.com/harry-lodge-personal-memoir/.

[4] Quoted in Howard M. Leichter, "'Evil Habits' and 'Personal Choices' : Assigning Responsibility for Health in the 20th Century," *Milbank Quarterly* 81, no. 4 (December 2003): 603–26, www.ncbi.nlm.nih.gov/pmc/articles/PMC2690243/.

[5] Raymond Downing, *Biohealth: Beyond Medicalization: Imposing Health* (Eugene, OR: Wipf and Stock Publishers, 2011).

[6] Ian Shapira, "What Kind of Cancer Killed Them? Obituaries for David Bowie and Others Don' t Say," *Washington Post*, January 22, 2016, www.washingtonpost.com/local/what-kind-of-cancer-killed-them-eobituaries-for-david-bowie-and-others-dont-say/2016/01/21/b4ac24e8-bf9a-11e5-83d4-42e3bceea902_story.html.

[7] Walter Isaacson, *Steve Jobs* (New York: Simon and Schuster, 2011), 224.

[8] Mark Molesky, *This Gulf of Fire: The Destruction of Lisbon, Or Apocalypse in the Age of Science and Reason* (New York: Alfred A. Knopf, 2015), 55.

[9] "*Poème sur le désastre de Lisbonne*," Wikipedia, https://en.wikipedia.org/wiki/Po%C3%A8me_sur_le_d%C3%A9sastre_de_Lisbonne

[10] Quoted in Michael Fitzpatrick, *The Tyranny of Health: Doctors and the Regulation of Lifestyle* (New York: Routledge, 2002), 9.

[11] Quoted in ibid.

[12] Arun Gupta, "How TV Superchef Jamie Oliver' s 'Food Revolution' Flunked Out," *AlterNet*, April 7, 2010, www.alternet.org/story/146354/how_tv_superchef_jamie_oliver' s_ 'food_revolution' _flunked_out.

[13] Gary Taubes, "What If It' s All Been a Big Fat Lie?," *New York Times Magazine*, July 7, 2002, www.nytimes.com/2002/07/07/magazine/what-if-it-s-all-been-a-big-fat-lie.html.

[14] John Steinbeck, *In Dubious Battle* (1936).

[15] "Death of Eric Garner," Wikipedia, https://en.wikipedia.org/wiki/Death_of_Eric_Garner.

[16] Christopher Mathias, "I Love 'Loosies' : In Defense of Black Market Cigarettes," *Huffington Post*, April 6, 2011, www.huffingtonpost.com/christopher-mathias/i-love-loosies-in-defense_b_845698.html.

[17] Hilary Graham, "Gender and Class as Dimensions of Smoking Behaviour in Britain: Insights from a Survey of Mothers," *Social Science & Medicine* 38 (1994): 691–98.

[18] Linda Tirado, "This Is Why Poor People' s Bad Decisions Make Perfect Sense," *Huffington Post*, November 22, 2013, www.huffingtonpost.com/linda-tirado/why-poor-peoples-bad-decisions-make-perfect-sense_b_4326233.html.

[19] Aspen Institute Economic Opportunities Program, Working in America, "Retail Workforce, Employment and Job Quality," December 2015, https://assets.aspeninstitute.org/content/uploads/files/content/upload/Shop%20Til%20Who%20Drops%20-%20Backgrounder%20-%20FINAL.pdf.

[20] Gina Kolata, "A Surprising Secret to a Long Life: Stay in School," *New York Times*, January 3, 2007, www.nytimes.com/2007/01/03/health/03aging.html?_r=0.
[21] Kimberly Palmer, "Do Rich People Live Longer?," *U.S. News & World Report*, February 14, 2012, http://money.usnews.com/money/personal-finance/articles/2012/02/14/do-rich-people-live-longer.
[22] Sabrina Tavernise, "Disparity in Life Spans of the Rich and the Poor Is Growing," *New York Times*, February 12, 2016, www.nytimes.com/2016/02/13/health/disparity-in-life-spans-of-the-rich-and-the-poor-is-growing.html?
[23] "Prescription Painkiller Overdoses at Epidemic Levels," CDC Newsroom, November 1, 2011, www.cdc.gov/media/releases/2011/p1101_flu_pain_killer_overdose.html.
[24] Eugen Tomiuc, "Low Life Expectancy Continues to Plague Former Soviet Countries," Radio Free Europe/Radio Liberty, April 2, 2013, www.rferl.org/content/life-expectancy-cis-report/24946030.html.
[25] Tom Engelhardt, quoted in Barbara Ehrenreich, *Dancing in the Streets: A History of Collective Joy* (New York: Metropolitan Books, 2006), 161.
[26] Ibid., 162.
[27] Alex Cohen, "The Mental Health of Indigenous Peoples: An International Overview," *Cultural Survival Quarterly Magazine*, June 1999, www.culturalsurvival.org/ourpublications/csq/article/the-mental-health-indigenous-peoples-an-international-

overview.
[28] G. William Domhoff, "Wealth, Income, and Power," WhoRulesAmerica.net, September 2005, updated April 2017, www2.ucsc.edu/whorulesamerica/power/wealth.html.
[29] Judy Peres, "Workplace Wellness Programs Popular, but Do They Improve Health?," *Chicago Tribune*, December 12, 2014, www.chicagotribune.com/news/ct-workplace-wellness-met-20141212-story.html.
[30] Absolute Travel, http://absolutetravel.com/special-interest-travel-tours/wellness-retreats/.
[31] "Purity of Heart Is to Will One Thing by Sören [*sic*] Kierkegaard," www.religion-online.org/showbook.asp?title=2523.

第七章　衝突與和諧的戰爭

[1] Quoted in David Kaiser, *How the Hippies Saved Physics: Science, Counterculture, and the Quantum Revival* (New York: W. W. Norton, 2011), 266.
[2] Penny Lewis, *Integrative Holistic Health, Healing, and Transformation: A Guide for Practitioners, Consultants, and Administrators* (Springfield, IL: Charles C. Thomas, 2002), 20.
[3] Ibid., 21.
[4] "Systems and Systems Thinking," Encyclopedia.com, www.encyclopedia.com/science/encyclopedias-almanacs-transcripts-and-maps/systems-and-systems-thinking.
[5] Joel C. Magnuson, "Pathways to a Mindful Economy," *Society*

and Economy 29, no. 2 (2007): 253–84, www.jstor.org/stable/41472084?seq=1#page_scan_tab_contents.

[6] George Plopper, *Principles of Cell Biology* (Burlington, MA: Jones & Bartlett Learning, 2014).

[7] "William Harvey," www.umich.edu/~ece/student_projects/anatomy/people_pages/harvey.html.

[8] George Johnson, *The Cancer Chronicles: Unlocking Medicine's Deepest Mystery* (New York: Alfred A. Knopf, 2013), 143; Brett Israel, "How Many Cancers Are Caused by the Environment?," *Scientific American* via *Environmental Health News*, May 21, 2010, www.scientificamerican.com/article/how-many-cancers-are-caused-by-the-environment/.

[9] DeLisa Fairweather and Noel R. Rose, "Women and Autoimmune Diseases," *Emerging Infectious Diseases* 10, no. 11 (2004): 2005–11, wwwnc.cdc.gov/eid/article/10/11/04-0367_article.

[10] Quoted in Alfred I. Tauber, "Immunology and the Enigma of Selfhood," in *Growing Explanations: Historical Perspective on Recent Science*, ed. M. Norton Wise (Durham, NC: Duke University Press, 2004), 207.

[11] Alfred I. Tauber, *The Immune Self: Theory or Metaphor?* (Cambridge: Cambridge University Press, 1994), 141.

[12] Quoted in Emily Martin, "Toward an Anthropology of Immunology: The Body as Nation State," *Medical Anthropology Quarterly*, New Series, vol. 4, no. 4 (December 1990): 410–26, quote on 411.

[13] Quoted in Warwick Anderson and Ian R. Mackay, *Intolerant Bodies: A Short History of Autoimmunity* (Baltimore: Johns

Hopkins University Press, 2014), 89.
[14] Lois N. Magner, *A History of Infectious Diseases and the Microbial World* (Healing Society: Disease, Medicine, and History) (Westport, CT: Praeger, 2009), 205.
[15] Quoted in Anderson and Mackay, *Intolerant Bodies*, 89.
[16] "Talking to Your Child About Menstruation," KidsHealth, http://kidshealth.org/parent/positive/talk/talk_about_menstruation.html#.
[17] Karol Maybury, "A Positive Approach to Menarche and Menstruation," Society for the Psychology of Women, American Psychological Association, www.apadivisions.org/division-35/news-events/news/menstruation.aspx.
[18] "Margie Profet," Wikipedia, https://en.wikipedia.org/wiki/Margie_Profet.
[19] Brendan Maher, "Missing Biologist Surfaces, Reunites with Family," Nature.com, May 31, 2012, http://blogs.nature.com/news/2012/05/missing-biologist-surfaces-reunites-with-family.html.
[20] Austin Burt and Robert Trivers, *Genes in Conflict: The Biology of Selfish Genetic Elements* (Cambridge, MA: Harvard University Press, 2006), 3.
[21] Suzanne Sadedin, "What Is the Evolutionary Benefit or Purpose of Having Periods?," Quora, updated November 7, 2016, www.quora.com/What-is-the-evolutionary-benefit-or-purpose-of-having-periods.

第八章　細胞叛變

[1] Ruqaiyyah Siddiqui and Naveed Ahmed Khan, "Acanthamoeba Is an Evolutionary Ancestor of Macrophages: A Myth or Reality?," *Experimental Parasitology* 130, no. 2 (February 2012): 95–97, http://ecommons.aku.edu/cgi/viewcontent.cgi?article=1015&context=pakistan_fhs_mc_bbs.

[2] Emily Martin, "Toward an Anthropology of Immunology: The Body as Nation State."

[3] Abul K. Abbas, Andrew H. Lichtman, and Shiv Pillai, *Cellular and Molecular Immunology*, 8th ed. (Philadelphia: Elsevier, 2015), 110–11.

[4] See, for example, David A. Hume, "Macrophages as APC and the Dendritic Cell Myth," *Journal of Immunology* 181 (2008): 5829–35, www.jimmunol.org/content/181/9/5829.full.pdf.

[5] Quoted in Gary Stix, "A Malignant Flame," *Scientific American*, July 1, 2008, www.scientificamerican.com/article/a-malignant-flame-2008-07/.

[6] Ross Pelton with Lee Overholser, *Alternatives in Cancer Therapy: The Complete Guide to Non-Traditional Treatments* (New York: Fireside, 1994), 234.

[7] Jerome Groopman, "The T-Cell Army," *New Yorker*, April 23, 2012, www.newyorker.com/magazine/2012/04/23/the-t-cell-army.

[8] Toshifumi Fujiwara et al., "Macrophage Infiltration Predicts a Poor Prognosis for Human Ewing Sarcoma," *American Journal*

of Pathology 179, no. (2011): 1157–70, www.ncbi.nlm.nih.gov/pmc/articles/PMC3157220/.

[9] Denise Grady, "Harnessing the Immune System to Fight Cancer," *New York Times*, July 30, 2016, www.nytimes.com/2016/07/31/health/harnessing-the-immune-system-to-fight-cancer.html?_r=0.

[10] John Condeelis and Jeffrey W. Pollard, "Macrophages: Obligate Partners for Tumor Cell Migration, Invasion, and Metastasis," *Cell* 124, no. 2 (January 2006): 263–66, www.cell.com/cell/abstract/S0092-8674%2806%2900055-9.

[11] S. Su et al. "A Positive Feedback Loop Between Mesenchymal-Like Cancer Cells and Macrophages Is Essential to Breast Cancer Metastasis," *Cancer Cell* 25, no. 5 (May 12, 2014): 605–20, www.ncbi.nlm.nih.gov/pubmed/24823638.

[12] Condeelis and Pollard, "Macrophages: Obligate Partners for Tumor Cell Migration, Invasion, and Metastasis."

[13] "ASCB Celldance 2015 'Spying on Cancer Cell Invasion,'" YouTube, uploaded January 21, 2016, www.youtube.com/watch?v=IvyJKrx5Xmw.

[14] Francis Collins, "Cool Videos: Spying on Cancer Cell Invasion," *NIH Director's Blog*, National Institutes of Health, February 4, 2016, https://directorsblog.nih.gov/2016/02/04/cool-videos-spying-on-cancer-cell-invasion/.

[15] A. Schmall et al., "Macrophage and Cancer Cell Cross-Talk via CCR2 and CX3CR1 Is a Fundamental Mechanism Driving Lung Cancer," *American Journal of Respiratory and Critical Care*

Medicine 191, no. 4 (2015): 437–47, www.ncbi.nlm.nih.gov/pubmed/25536148.

[16] Carly Bess Williams, Elizabeth S. Yeh, and Adam C. Soloff, "Tumor-Associated Macrophages: Unwitting Accomplices in Breast Cancer Malignancy," *NPJ Breast Cancer* 2 (2016), www.nature.com/articles/npjbcancer201525.

[17] pHisohex, www.phisohex.com.au/.

[18] Emil A. Tanghetti, "The Role of Inflammation in the Pathology of Acne," *Journal of Clinical and Aesthetic Dermatology* 6, no. 9 (2013): 27–35, www.ncbi.nlm.nih.gov/pmc/articles/PMC3780801/.

[19] Jerome Groopman, "Inflamed: The Debate over the Latest Cure-All Craze," *New Yorker*, November 30, 2015, www.newyorker.com/magazine/2015/11/30/inflamed.

[20] Ibid.

[21] Ira Tabas and Karin E. Bornfeldt, "Macrophage Phenotype and Function in Different Stages of Atherosclerosis," *Circulation Research* 118 (2016): 653–67, http://circres.ahajournals.org/content/118/4/653.abstract.

[22] Groopman, "Inflamed."

[23] "Should You Buy Into an Anti-inflammatory Diet?," ConscienHealth, http://conscienhealth.org/2015/06/should-you-buy-into-anti-inflammatory-diet/.

[24] David M. Mosser and Justin P. Edward, "Exploring the Full Spectrum of Macrophage Activation," *Nature Reviews Immunology* 8, no. 12 (December 2008): 958–69, www.ncbi.nlm.

nih.gov/pmc/articles/PMC2724991/.
[25] Fabrice Merien, "A Journey with Elie Metchnikoff: From Innate Cell Mechanisms in Infectious Diseases to Quantum Biology," *Frontiers in Public Health* 4 (2016): 125, www.ncbi.nlm.nih.gov/pmc/articles/PMC4909730/.
[26] Mosser and Edward, "Exploring the Full Spectrum of Macrophage Activation."
[27] Simon Hallam et al., "Activated Macrophages in the Tumour Microenvironment—Dancing to the Tune of TLR and NF-κB," *Journal of Pathology* 219, no. 2 (2009): 143–52, www.ncbi.nlm.nih.gov/pmc/articles/PMC2935674/.

第九章　微小心智

[1] Paul de Kruif, *Microbe Hunters* (New York: Harvest, 1996; originally published 1926), 201.
[2] Alfred I. Tauber, *The Immune Self: Theory or Metaphor?* (Cambridge: Cambridge University Press, 1994), 19.
[3] Ibid., 26.
[4] G. Balázsi, A. van Oudenaarden, and J. J. Collins, "Cellular Decision Making and Biological Noise: From Microbes to Mammals," *Cell* 144, no. 6 (2011): 910–25, www.ncbi.nlm.nih.gov/pubmed/21414483.
[5] H. Parsa, R. Upadhyay, and S. K. Sia, "Uncovering the Behaviors of Individual Cells Within a Multicellular Microvascular Community," *Proceedings of the National Academy of Sciences*

108, no. 12 (2011): 5133–38, www.ncbi.nlm.nih.gov/pubmed/21383144.

[6] Emily Singer, "Evolution of an Individual' s Cancer Can Be Tracked Cell by Cell," *Quanta* magazine via *Scientific American*, November 15, 2013, www.scientificamerican.com/article.cfm?id=evolution-of-an-individuals-can-be-tracked-cell-by-cell.

[7] Jamie A. Lopez et al., "Rapid and Unidirectional Perforin Pore Delivery at the Cytotoxic Immune Synapse," *Journal of Immunology* 191, no. 5 (2013): 2328–34, www.jimmunol.org/content/191/5/2328.

[8] Sindy H. Wei, Ian Parker, Mark J. Miller, and Michael D. Cahalan, "A Stochastic View of Lymphocyte Motility and Trafficking Within the Lymph Node," *Immunological Reviews* 195 (2003): 136–59, http://parkerlab.bio.uci.edu/publication%20attachments/Wei_ImmRev2003_119.pdf.

[9] "Coturnix," "And Now the Scientists Will Do Whatever They Damned Please (Start Shouting, Most Likely)," *ScienceBlogs*, May 15, 2007, http://scienceblogs.com/clock/2007/05/15/and-now-the-scientists-will-do/.

[10] Bob Holmes, "Fruit Flies Display Rudimentary Free Will," *New Scientist*, May 16, 2007, www.newscientist.com/article/dn11858-fruit-flies-display-rudimentary-free-will/.

[11] Lanying Zeng et al., "Decision Making at a Subcellular Level Determines the Outcome of Bacteriophage Infection," *Cell* 141, no. 4 (2010): 682–91, www.ncbi.nlm.nih.gov/pmc/articles/PMC2873970/.

[12] "Freeman J. Dyson Interview," *Think Atheist*, April 5, 2010, www.thinkatheist.com/group/thinkingape/forum/topics/freeman-j-dyson-interview.

[13] Jessica Riskin, *The Restless Clock: A History of the Centuries-Long Argument over What Makes Things Tick* (Chicago: University of Chicago Press, 2016), 3.

[14] Ibid.

[15] Carolyn Merchant, *The Death of Nature: Women, Ecology, and the Scientific Revolution* (New York: HarperCollins, 1982).

第十章 「成功的老化」

[1] Chris Crowley and Henry S. Lodge, *Younger Next Year: Live Strong, Fit, and Sexy—Until You're 80 and Beyond* (New York: Workman, 2004), 49.

[2] Ibid., 111.

[3] "Jeanne Calment," Wikipedia, https://en.wikipedia.org/wiki/Jeanne_Calment.

[4] Sarah Lamb et al., *Successful Aging as a Contemporary Obsession: Global Perspectives*. (New Brunswick, NJ: Rutgers University Press, 2017).

[5] *The Gerontologist* published its February 2015 edition as a "Special Issue on Successful Aging," reflecting on the concept' s past and future. Beyond gerontology proper, see also the Spring 2015 issue of *Daedalus: Journal of the American Academy of the Arts and Sciences*, dedicated to the "Successful Aging of Societies."

See also John W. Rowe and Robert L. Kahn, "Successful Aging 2.0: Conceptual Expansions for the 21st Century," *Journals of Gerontology, Series B: Psychological Sciences and Social Sciences* 70, no. 4 (2015): 593-96.

[6] The full name of this conference was "European Year for Active Aging and Solidarity Between Generations." See http://ec.europa.eu/archives/ey2012/.

[7] Sarah Lamb, "Permanent Personhood or Meaningful Decline? Toward a Critical Anthropology of Successful Aging," *Journal of Aging Studies* 29 (2014): 41–52, https://medschool.vanderbilt.edu/psychiatry-geriatric-fellowship/files/psychiatry-geriatric-fellowship/public_files/Aging%20-%20meaningful%20decline.pdf.

[8] Crowley and Lodge, *Younger Next Year*, 29.

[9] Richard Conniff, "The Hunger Gains: Extreme Calorie-Restriction Diet Shows Anti-Aging Results," *Scientific American*, February 16, 2016, www.scientificamerican.com/article/the-hunger-gains-extreme-calorie-restriction-diet-shows-anti-aging-results/.

[10] Roger Landry, "The Person Who Will Live to Be 150 Is Alive Today—Could He Be You?," *U.S. News & World Report*, August 19, 2015, via Yahoo News, www.yahoo.com/news/person-live-150-alive-today-could-110000115.html?ref=gs.

[11] Quoted in Lynne Segal, *Out of Time: The Pleasures and the Perils of Ageing* (New York: Verso, 2014), 178.

[12] Deirdre Carmody, "At Lunch With: Betty Friedan; Trying to

Dispel 'The Mystique of Age' at 72," *New York Times*, September 15, 1993, www.nytimes.com/books/99/05/09/specials/friedan-lunch.html.

[13] U.S. Census Bureau, "Mobility Is Most Common Disability Among Older Americans, Census Bureau Reports," press release, December 2, 2014, www.census.gov/newsroom/press-releases/2014/cb14-218.html.

[14] Stewart Green, "Death on Mount Everest," ThoughtCo., March 2, 2017, www.thoughtco.com/death-on-mount-everest-755907.

[15] See, for example, International Mountain Guides, www.mountainguides.com/everest-south.shtml.

[16] Paula Span, "High Disability Rates Persist in Old Age," *New York Times*, July 8, 2013, http://newoldage.blogs.nytimes.com/2013/07/08/high-disability-rates-persist-in-old-age/?_r=0.

[17] Cavan Sieczkowski, "Blake Lively Announces Lifestyle Company Similar to Gwyneth Paltrow's GOOP," *Huffington Post*, September 26, 2013, www.huffingtonpost.com/2013/09/26/blake-lively-lifestyle-company_n_3997565.html.

[18] Molly Young, "How Amanda Chantal Bacon Perfected the Celebrity Wellness Business," *New York Times Magazine*, May 25, 2017, www.nytimes.com/2017/05/25/magazine/how-amanda-chantal-bacon-perfected-the-celebrity-wellness-business.html.

[19] "The Importance of Touch for Seniors," *The Arbors Blog*, March 23, 2017, http://blog.arborsassistedliving.com/importance-of-touch-for-seniors.

[20] Siyi Chen, "Intimacy for Rent: Inside the Business of Paid

Cuddling," *Quartz*, October 6, 2016, https://qz.com/779547/intimacy-for-rent-inside-the-business-of-paid-cuddling/.
[21] Martha Savaria Morris, "The Role of B Vitamins in Preventing and Treating Cognitive Impairment and Decline," *Advances in Nutrition* 3 (2012): 801–12, http://advances.nutrition.org/content/3/6/801.full.
[22] Katarzyna Szarc vel Szic, Ken Declerck, Melita Vidaković, and Wim Vanden Berghe, "From Inflammaging to Healthy Aging by Dietary Lifestyle Choices: Is Epigenetics the Key to Personalized Nutrition?," *Clinical Epigenetics* 7, no. 1 (2015): 33, www.ncbi.nlm.nih.gov/pmc/articles/PMC4389409/.
[23] "Blocking Brain Inflammation 'Halts Alzheimer's Disease,'" BBC News, January 8, 2016, www.bbc.com/news/health-35254649.
[24] Philip Roth, *Everyman* (Boston: Houghton Mifflin Harcourt, 2006), 155.
[25] Kathryn Higgins, "The Immune Cell, the Neutrophil—The Good, the Bad, or the Ugly?," *Brainwaves*, February 21, 2012, www.sciencebrainwaves.com/the-immune-cell-the-neutrophil-the-good-the-bad-or-the-ugly/.
[26] Alfred I. Tauber, *The Immune Self*, 8.
[27] Quoted in Mary Roach, *Stiff: The Curious Lives of Human Cadavers* (New York: W. W. Norton, 2003), 68.

第十一章　自我的發明

[1] Henry Wadsworth Longfellow, "A Psalm of Life," Poetry Foundation,

www.poetryfoundation.org/poems-and-poets/poems/detail/44644.

[2] Gary Petty, "What Does the Bible Say About the 'Immortal Soul,'" *Beyond Today*, July 15, 1999, www.ucg.org/the-good-news/what-does-the-bible-say-about-the-immortal-soul.

[3] Lionel Trilling, *Sincerity and Authenticity* (Cambridge, MA: Harvard University Press, 1973), 19.

[4] Jean-Jacques Rousseau, *The Confessions and Correspondence, Including the Letters to Malesherbes*, trans. Christopher Kelly (Hanover, NH: University Press of New England, 1995), ebook, location 693.

[5] John O. Lyons, *The Invention of the Self: The Hinge of Consciousness in the Eighteenth Century* (Carbondale: Southern Illinois University Press, 1978).

[6] "Martin Guerre," Wikipedia, https://en.wikipedia.org/wiki/Martin_Guerre.

[7] Garth Amundson, "Psychotherapy, Religion, and the Invention of the Self," *Therapy View: Musings on the Work and Play of Psychotherapy*, November 1, 2015, https://therapyviews.com/2015/11/01/do-psychiatric-drugs-offer-a-meaningful-resolution-of-human-suffering/.

[8] Marino Perez-Alvarez, "Hyperreflexivity as a Condition of Mental Disorder: A Clinical and Historical Perspective," *Psicothema* 20, no. 2 (2008): 181–87.

[9] "Worshiping Yourself," *The Twisted Rope*, March 6, 2014, https://thetwistedrope.wordpress.com/2014/03/06/worshiping-yourself/.

[10] Barbara Ehrenreich, *Dancing in the Streets: A History of Collective Joy* (New York: Metropolitan Books, 2006).

[11] Herbert Fingarette, *Death: Philosophical Soundings* (Chicago: Open Court, 1999), 34–35.

[12] Alex Lickerman, "Overcoming the Fear of Death," *Psychology Today*, October 8, 2009, www.psychologytoday.com/blog/happiness-in-world/200910/overcoming-the-fear-death.

[13] Robert C. Solomon, *Spirituality for the Skeptic: The Thoughtful Love of Life* (Oxford: Oxford University Press, 2006), 120.

[14] Amundson, "Psychotherapy, Religion, and the Invention of the Self."

[15] Noah Shachtman, "Troops Use 'Samurai' Meditation to Soothe PTSD," *Wired*, October 8, 2008, www.wired.com/2008/10/samurai-soldier/.

[16] "Rupert Brooke' s Obituary in *The Times*," http://exhibits.lib.byu.edu/wwi/poets/rbobituary.html.

[17] "Joe Hill," Union Songs, http://unionsong.com/u017.html.

[18] Daniel Goleman, "The Experience of Touch: Research Points of a Critical Role," *New York Times*, February 2, 1988, www.nytimes.com/1988/02/02/science/the-experience-of-touch-research-points-to-a-critical-role.html?pagewanted=all.

[19] Robinson Meyer, "Human Extinction Isn' t That Unlikely," *Atlantic*, April 29, 2016, www.theatlantic.com/technology/archive/2016/04/a-human-extinction-isnt-that-unlikely/480444/.

[20] "The Irreconcilable Acceptance of Near-Term Extinction," *Nature*

Bats Last, April 28, 2013, https://guymcpherson.com/2013/04/the-irreconcilable-acceptance-of-near-term-extinction/.

第十二章　放下自我，享受生活

[1] "Jacques Monod," Today in Science History, https://todayinsci.com/M/Monod_Jacques/MonodJacques-Quotations.htm.
[2] "The Triumph of Abrahamic Monotheism?," *Religion Today*, November 2, 2011, http://religion-today.blogspot.com/2011/11/triumph-of-abrahamic-monotheism.html.
[3] Jessica Riskin, *The Restless Clock: A History of the Centuries-Long Argument over What Makes Things Tick* (Chicago: University of Chicago Press, 2016), 3.
[4] Jackson Lears, "Material Issue," *The Baffler*, no. 32 (September 2016), https://thebaffler.com/salvos/material-issue-lears.
[5] George Dvorsky, "Prominent Scientists Sign Declaration That Animals Have Conscious Awareness, Just Like Us," Gizmodo, August 23, 2012, http://io9.gizmodo.com/5937356/prominent-scientists-sign-declaration-that-animals-have-conscious-awareness-just-like-us.
[6] Stephen Hawking, "The Origin of the Universe," Hawking.org.uk, www.hawking.org.uk/the-origin-of-the-universe.html.
[7] Rolf Ent, Thomas Ullrich, and Raju Venugopalan, "The Glue That Binds Us," *Scientific American*, May 2015, www.bnl.gov/physics/NTG/linkable_files/pdf/SciAm-Glue-Final.pdf.
[8] David Rieff, *Swimming in a Sea of Death: A Son's Memoir* (New

York, Simon & Schuster, 2008), 167.

[9] Ibid.

[10] Michael Pollan, “The Trip Treatment,” *New Yorker*, February 9, 2015, www.newyorker.com/magazine/2015/02/09/trip-treatment.

[11] Ibid.

[12] Ibid.

[13] Simon G. Powell, *Magic Mushroom Explorer: Psilocybin and the Awakening Earth* (South Paris, ME: Park Street Press, 2015), 30.

[14] Pollan, “The Trip Treatment.”

[15] “Bertolt Brecht: When in My White Room at the Charité,” reproduced at *Tom Clark Beyond the Pale*, January 12, 2012, http://tomclarkblog.blogspot.com/2012/01/bertolt-brecht-when-in-my-white-room-at.html.

左岸 | 社會議題 308

老到可以死

對生命，你是要順其自然，還是控制到死？

Natural Causes: An Epidemic of Wellness, the Certainty of Dying, and Killing Ourselves to Live Longer

作者　芭芭拉·艾倫瑞克（Barbara Ehrenreich）
譯者　葉品岑

總編輯　黃秀如
責任編輯　孫德齡
企劃行銷　蔡竣宇
校對　蘇暉筠
封面設計　陳恩安
電腦排版　宸遠彩藝

社長　郭重興
發行人暨出版總監　曾大福
出版　左岸文化／遠足文化事業股份有限公司
發行　遠足文化事業股份有限公司
地址　23141新北市新店區民權路108—2號9樓
電話　02—2218—1417
傳眞　02—2218—8057
客服專線　0800—221—029
E-Mail　rivegauche2002@gmail.com
左岸文化臉書　https://www.facebook.com/RiveGauchePublishingHouse/
團購專線　讀書共和國業務部　02-2218-1417分機1124、1135

法律顧問　華洋法律事務所　蘇文生律師
印刷　成陽印刷股份有限公司
初版一刷　2020年07月

定價　350元
ISBN　978-986-98656-5-4

國家圖書館出版品預行編目資料

老到可以死：對生命，你是要順其自然，還是控制到死？

芭芭拉.艾倫瑞克(Barbara Ehrenreich)著；葉品岑譯.
-- 初版. -- 新北市：左岸文化出版：遠足文化發行, 2020.07
296面；13×19公分. --（左岸｜社會議題；308）
譯自：Natural causes : an epidemic of wellness, the certainty of dying, and killing ourselves to live longer
ISBN 978-986-98656-5-4（平裝）

1.心身醫學 2.老化 3.死亡

415.9511 109009424